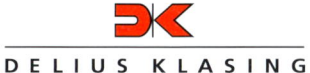

DELIUS KLASING

BJÖRN KAFKA

FUNCTIONAL
FITNESS
ohne Geräte

DELIUS KLASING VERLAG

Folgende Bände der Reihe sind bereits im Delius Klasing Verlag erschienen:
Functional Fitness
Functional Fitness für Läufer
Functional Fitness für Radsportler
Functional Fitness für Triathleten
Functional Fitness Schlingentraining
Functional Fitness Outdoor
sowie
In 90 Tagen fit für die Transalp

Bibliografische Information der Deutschen Nationalbibliothek
Die Deutsche Nationalbibliothek verzeichnet diese Publikation
in der Deutschen Nationalbibliografie; detaillierte bibliografische Daten
sind im Internet über http://dnb.dnb.de abrufbar.

1. Auflage
ISBN 978-3-667-10293-5
© Delius Klasing & Co. KG, Bielefeld

Buchgestaltung: Arndt Knieper
Fotos Innenteil: Oliver Soulas
Titelfoto: Yuri Arcurs/PeopleImages.com
Illustrationen: Thomas Thiesen
Lektorat: Niko Schmidt
Reproduktionen: scanlitho.teams, Bielefeld
Druck: Himmer, Augsburg
Printed in Germany 2016

Delius Klasing Verlag, Siekerwall 21, D-33602 Bielefeld
Tel.: 0 521 / 5 59 - 0, Fax: 0 521 / 5 59 - 115
E-Mail: info@delius-klasing.de
www.delius-klasing.de

EIN FÜH RUNG

*»Alles, was du hast,
hat irgendwann dich.«*
Tyler Durdan, Fight Club

Kennen Sie dieses Zitat aus dem Film Fight Club? Auch wenn es schon fast 20 Jahre alt ist, trifft kaum etwas besser den Überkonsum unserer Gesellschaft. Jeden Tag flackert etwas Neues vor unsere Augen: Smartphones, Nahrungsergänzungsmittel, der neueste Craze zum Leben an sich. Ähnlich verhält es sich mit funktionellem Training. Was im Grunde ein Training der Bewegungswirklichkeit darstellen soll, und somit einfach ist, zerfaserte sich in der vergangenen Dekade in immer neue Unterströmungen. Sei es Crossfit, Schlingentrainer, Kettlebells, Freelatics oder die unzähligen Eigenkreationen der Fitnessstudioketten, die ein Stück vom Fitnesstrend abknabbern möchten. Das Groteske daran: Vor zehn Jahren waren es genau diese Fitnessstudios, die kleinere Trainingszentren verklagten, wenn sie funktionelles Training praktizierten. Heute hat jedes ein paar Kettlebells stehen, Langhantelablagen und Klimmzugstangen.

Sollte man das verurteilen? Nein! Ist dieser Fitnesstrend ein guter? Natürlich! Doch funktionelles Training verwässert sich zusehends, und der Sportler versinkt in dem Workout-, Geräte- und Philosophiedickicht beinahe, er weiß kaum noch, wo er starten soll. Oftmals überfordern sich die Athleten mit dem Training, denn eine Kettlebell oder eine Langhantel zu bewegen, ist weitaus komplexer als das Training an einem Fitnessgerät, bei dem es nur eine festgelegte Bewegungsbahn gibt. Funktionelles Training braucht gute Trainer und die eigene Hingabe, sich einer guten Ausführung zu widmen.

Beides ist kostspielig und zeitaufwendig, oftmals wird der Körper mit intensiven Workouts überfordert. Um es Ihnen klarer zu machen, nutze ich des Deutschen liebstes Spielzeug: seinen Wagen. Ein Auto mit 200 km/h über den Nürburgring zu zirkeln, erfordert viel Können, das nur über kleine Schritte erworben werden kann. Höchstwahrscheinlich starten Sie mit 50 km/h und tasten sich langsam vor. Wer zu schnell startet, bezahlt mit einem Blechschaden. Beim funktionellem Training wird oftmals mit schnellen Resultaten und hartem Training geworben, und die Sportler starten nicht mit 50 km/h. Das Resultat: Blechschäden, oder besser Verletzungen. Der Urgedanke, dass die Bewegungsqualität im Vordergrund steht, weicht dem immer »weiter, höher und härter«. Aber klar, es wirkt natürlich viel sexyer, eine 180-Kilo-Kniebeuge zu wuchten, als eine saubere Kniebeuge mit 70 Kilo.

Beginnen Sie mit Ihrem eigenen Körper

Wer Bewegungsqualität erwerben möchte, sollte mit dem eigenen Körper starten – ohne Gewichte und Zusatzmittel. Sie fragen sich: Kann ein deratiges Training effektiv sein, wenn die Fitnessindustrie Langhanteln, Schlingentrainer und Kettlebells propagiert? Ja, sogar hocheffektiv! Mir kommen immer zwei Beispiele in den Sinn, die weit vor der Zeit des funktionellen Trainings ihren Körper in Höchstform brachten: Charles Bronson und Wolfgang Lötzsch. Charles Bronson (nicht der Schauspieler), gebürtig Michael Peterson, landete 1974 im Zuchthaus. Das Urteil lautete sieben Jahre wegen Banküberfalls. Hinter Gittern fing Charlie mit Aerobic an, und er mutierte förmlich zum Kraftpaket. Nach unzähligen Vorfällen hinter Gittern hatte es Bronson am Ende geschafft, lebenslang hinter schwedischen Gardinen zu bleiben. Dank seines in Einzelhaft durchgezogenen Trainings (mit dem eigenen Körpergewicht) war dieser Mensch in der

Lage, eine Panzerglasscheibe mit der Faust einzuschlagen oder einen Kühlschrank mehrere Meter weit zu schleudern. Nebenbei legte er noch Weltrekorde beim Liegestützemachen und Co. Hin und dieser Mann hatte in seiner Zelle nur ein Bett und seinen Willen.

Eine ähnliche Geschichte spielte sich in der ehemaligen DDR ab. Wolfgang Lötzsch, damals der beste Radsportler der DDR, galt als Störenfried unter den Genossen. Lötzsch wollte immer den Radsport in den Vordergrund stellen, das Politische stand für ihn erst an zweiter Stelle. Nach allerlei Schikane sperrte ihn die Staatsführung kurzerhand in Einzelhaft. Das Supertalent landete im Stasi-Gefängnis auf dem Chemnitzer Kaßberg, in dem er zehn Monate hinter Gittern saß. Er machte dort täglich 3000 bis 5000 Kniebeugen. Das Resultat: Er kam so fit aus dem Gefängnis, das er sofort wieder Rennen gewinnen konnte.

Erstaunlich, oder? Nichts zu haben und doch alles zu können. Das Gegenteil zeigt sich in unserer Überflussgesellschaft: Es gibt jeden erdenklichen Fitnesstrend, jede noch so ausgefuchste Ernährungsstrategie – die heute selbst auf Genbasis zusammengestellt werden kann –, doch laut den Prognosen wird fast jede zweite deutsche Frau im Jahre 2030 übergewichtig sein. Bei den Männern rechnen die Forscher sogar mit einem Anteil von knapp zwei Dritteln. Was viel klingt, ist heute schon fast Realität: Bereits 2010 waren in Deutschland 44 Prozent der Frauen übergewichtig; bei den Männern waren es 2010 bereits 62 Prozent.

Geboren, um sich zu bewegen

Und da sitzen Sie jetzt, das Ergebnis von vielen tausend Jahren natürlicher Auslese, streichen sich übers Bäuchlein und denken: »Zwei Liegestütze oder 20 Kniebeugen? Unmöglich!« Aber denken Sie weiter: Sie sind das letzte Glied einer Kette von Vorfahren, die siegten in dem Spiel, das sich Überleben schimpft, und in dem häufig der zweite Platz

den Tod bedeutete. Ihre Vorfahren rannten flott genug, um dem Säbelzahntiger zu entkommen und Kaninchen zu fangen. Sie hatten genügend Kraft und Ausdauer, um Kriege und Völkerwanderungen zu überleben, und sie fanden bei all dem Gerenne, Gejage und Geschleppe noch die Zeit, ihren Chromosomensatz unters Volk zu bringen. Und dann wollen wir Bluthochdruck, Diabetes, Bindegewebsschwäche und Übergewicht unseren Vorfahren anlasten? Wenn dem so wäre, hätte sich Mutter Natur schon vor 30 000 Jahren unserer Urururururvorfahren entledigt. Hat sie aber nicht, und genau deshalb muss in jedem ein Supersportler stecken, denn betrachten wir unsere Chromosomensätze genauer, unterscheiden Sie sich von einem kenianischen Wunderläufer oder einem olympischen Kunstturner nur sehr wenig.

»Okay«, fragen Sie, »wieso quillt dann das Hüftgold über meinen Hosenbund, wovon bei Fabian Hambüchen partout nichts zu sehen ist?« Auch hier nimmt die Evolution Einfluss: Der Mensch, der sich über die Jahrtausende entwickelt hat, ist nicht dafür geschaffen, sich freiwillig körperlich anzustrengen. Ihre Vorfahren sind nicht morgens aufgewacht und haben gesagt: »Herrlich, jetzt einen Kaffee und dann 100 Kniebeugen am Stück!« Oder: »Großartig, erst einmal zwölf Stunden Bäume fällen.«

Sie mussten sich bewegen, um zu überleben. Sie bauten Pyramiden, die Chinesische Mauer oder überlebten die Eiszeit. In der Zeit der Jäger und Sammler liefen die Menschen täglich bis zu 15 Kilometer, manchmal auch viel mehr. Dank ihrer Fähigkeit, lange Strecken im Dauerlauf zurückzulegen, waren sie bei der Jagd den meisten Tieren überlegen. Die meisten Landlebewesen verfügen nicht über diese Kondition; wenn sie in der heißen Steppe fünfzehn Minuten laufen müssen, brechen sie in der Regel zusammen.

Aber die Urmenschen mussten auch Kräfte sparen: Jeder Schritt zu viel bedeutete Energieverschwendung. So etwas konnte tödlich enden – sie verhungerten. Die meiste Zeit in seiner Entwicklungsgeschichte hatte der Mensch eher zu wenig zu essen als zu viel. Es gab keinerlei Grund, freiwillig Klimmzüge zu machen, um Pfunde zu verlieren.

Dieser Stand-by-Modus, also der Energieverschwendung zu entgehen, konnte vor wenigen hundert Jahren noch das Überleben sichern, aber genau diese Eigenschaft wird uns heute zum Verhängnis: Wir legen Energiereserven als Fettpolster an, wodurch viele unserer Gene nicht mehr den richtigen Stimulus erhalten, um sich ein- oder auszuschalten.

Auch die Neigung zu Bluthochdruck beispielsweise kann in früheren Zeiten ein Überlebensvorteil gewesen sein, weil diese Menschen bei Gefahr schneller in Fahrt kamen. Heute schleichen Raubtiere eher selten durchs Büro, und Menschen mit Bluthochdruck nerven in erster Linie ihre Kollegen. Dabei stecken in derartigen Menschen geborene Athleten – sie profitieren sehr von körperlichem Training, da Stresshormone von der Evolution für Kampf oder Flucht geschaffen wurden und nach einer körperlichen Reaktion verlangen.

Ähnlich verhält es sich mit Diabetes Typ 2, früher Altersdiabetes genannt – bis ihn auch Kinder entwickelten. Heute ist jeder dreizehnte Mensch daran erkrankt, Tendenz natürlich rapide steigend. Was passiert bei Typ 2? Der Körper kann die Zuckeraufnahme der Zellen in Notzeiten herunterfahren, inzwischen aber geschieht das Gegenteil: Es herrscht ein ständiges Überangebot im Körper, der denselben Mechanismus nutzt, um die Zelle vor all der nutzlosen Energie zu schützen. Macht man den Lackmustest namens Bewegung, hebt der Körper die Blockade auf, und die Zelle kann wieder etwas mit der Energie anfangen. Bewegung schützt vor den Folgen des Diabetes und verringert die Wahrscheinlichkeit seiner Entstehung.

Dennoch, Bewegung kann kein Allheilmittel sein. Sie schützt aber sehr gut vor den Auswirkungen, die ein bewegungsarmer Lebenswandel auf ein Lauf-, Kletter-, Jagd- und Sammeltier hat. Wir nicken wohl alle die Tatsache ab, dass es Tierquälerei ist, einen Husky in einer Dreizimmerwohnung zu halten und mit ihm drei Mal am Tag für zehn Minuten rauszugehen. Viele Menschen gönnen ihrem eigenen Organismus, der theoretisch Marathon laufen könnte, nicht einmal diese zehn Minuten. Sie quälen sich selbst, ohne es zu wissen. Dennoch schufen wir uns in den vergangenen hundert Jahren eine erstaunliche Welt: Wir fahren mit Aufzügen und Autos und sitzen den ganzen Tag, ohne dass der Puls auch nur einmal in die Höhe geht. Für diese Passivität zahlen wir einen Preis.

Viele Krankheiten, ob Krebs, Diabetes oder Alzheimer, hängen zumindest teilweise mit unserem Bewegungsmangel zusammen: Aus evolutionärer Sicht kann man unser Verhalten nur als anormal bezeichnen.

Die Menge macht das Gift

Wie viel Bewegung gut tut, dafür gibt es keine allgemein gültige Antwort. Bewegung funktioniert nicht wie eine Pille, deren optimale Dosierung auf dem Beipackzettel steht. Der Grad ist hochgradig individuell: Ein bisschen Sport ist gut, mehr ist besser und zu viel kann zu Verletzungen führen. Viele Wissenschaftler raten heute, mindestens 150 Minuten pro Woche mehr oder weniger intensiv Sport zu treiben – das gilt für Erwachsene. Das entspricht fünf Tagen à 30 Minuten, in denen die Herzfrequenz kräftig steigt. Das ist im Grunde nicht viel, hält aber gesund und steigert das Wohlbefinden.

Bei der Art der Bewegung scheiden sich oftmals die Geister, aber auch hier kann die Evolution helfen: Wie jagten – oder besser überlebten – unsere Vorfahren? Vor allem liefen sie. Mal schnell, mal langsam. Dann schmissen sie Steine, kletterten, tauchten, trugen oder schleppten Mammutfleisch. Es war ein Mix aus Bewegungen, bei dem das

Laufen die Basis bildete. Aus diesem Grund sollte auch ein Training eine ausgewogene Mischung aus Ausdauer (Laufen) und Kraft (Klettern und Co.) beinhalten, aus schnellen und langsameren Bewegungsabläufen. Es sollte ein Bewegungsmix sein, der in Form und Funktion unseren evolutionären Grundbedürfnissen gerecht wird. Wer so will: ein genetisch angepasstes, funktionelles Training.

Funktionelles Training – was bedeutet das?

Funktionell stammt von »Funktion«, also von Bewegungen, die aus unserer Lebenswirklichkeit als Sportler, Arbeiter, Rettungssanitäter usw. stammen. Derartige Bewegungen oder Spielzüge finden normalerweise in allen drei Ebenen des Raumes (vor und zurück, seitwärts, Drehung) statt. Dabei wird Kraft von der Aufstandsachse des Athleten durch dessen Körper hindurch in andere Körperabschnitte übertragen und eventuell an ein Sportgerät weitergegeben. Für alle Leser, die der Auffassung sind, dass Kraftgeräte in Fitnessstudios besonders effektiv seien: Training an Kraftmaschinen, die mit geführten Bewegungsbahnen arbeiten, bilden nicht die Wirklichkeit ab. Denken Sie nur an einen Sack Blumenerde, den Sie in den Kofferraum wuchten. Da folgt nichts einer Bahn, der Sack will mit Macht aus Ihren Händen gleiten. In einem Positionspapier der amerikanischen NSCA (National Strength and Conditioning Assosiation) wird »Functional Training« wie folgt definiert: »Functional training involves movements that are specific — in terms of mechanics, coordination and/or energetics — to one's activities of daily living (ADLs).« [Funktionelles Training beinhaltet Bewegungen, die spezifisch sind – in Mechanik, Koordination und/oder energetisch – für die Aktivitäten des täglichen Lebens der betreffenden Person.]

Prominente Vertreter der Trainingsmethode Funktionelles Training wie Alwyn Cosgrove, Michael Boyle oder Gray Cook betonen reduzierte Ansätze bei der Auswahl: Sie orientieren sich an den Grundformen menschlicher Bewegung und schlagen dabei folgende Übungen vor:

- Kniebeuge (Squat)
- Heben (Deadlift)
- Kniebeuge im Ausfallschritt (Lunge)
- Drücken oder Stoßen (Push)
- Ziehen (Pull)
- Drehung (Twist)
- Gehen und Laufen
- Einarmiges Tragen (Farmer's Walk)
- Drehen von Bauch- in Rückenlage und zurück

Ist das gut?

Klare Antwort: Funktionelles Training bereitet den Körper auf die Wirklichkeit vor. Es wird der komplette Athlet gefordert, der Mensch mit all seinen Fähigkeiten. Das fängt schon bei so einfachen Dingen wie dem Heben einer Wasserkiste an und endet beim Stabhochsprung. Dabei schwingt das Pendel, was die Belastungsintensität betrifft, immer ein wenig hin und her: Wer weniger Zeit hat, sollte härter trainieren, um eine gute Adaption seiner Mitochondrien zu bekommen. Wer mehr Zeit hat, kann es etwas ruhiger angehen lassen. Dennoch sollte es auch innerhalb dieser zwei Lager (weniger und mehr Zeit) immer auch Phase von intensiveren und lockeren Abschnitten geben. Wieso? Jede Form von Belastungsintensität verursacht verschiedene Anpassungen, die aber nicht unendlich lang steigerbar sind. Deshalb folgt auf lockeres Training ein etwas intensiver Block, dann ein noch härteres Training und dann wieder ein Entspannungsblock. Sie weben dieses Schema in die Trainingspläne am Ende.

Dabei bildet das Laufen/das schnelle Gehen den Mantel, in den sich die funktionellen Übungen einbetten. Wieso Laufen? Laufen hat einen immensen Übertrag auf die gesamte Fitness. Wer in einer Stunde elf oder zwölf Kilometer zurücklegt, ohne sich ins Off zu schießen, kann sich schon als vernünftig einstufen.

In fünf Dimensionen trainieren

In diesem Buch werde ich Ihren Körper nach seinem kompletten Leistungsvermögen abfragen. Also die Kraft, Ausdauer, Koordination, Beweglichkeit und Schnelligkeit. Wieso ich das mache?

Weil es dem echten Leben am nächsten kommt. Sie dürfen nicht vergessen, dass unser Körper sich in den vergangenen 500 000 Jahren wenig verändert hat. Und genau für diese Urzeit hat ihn Mutter Natur auch angelegt. Bildlich gesprochen: Sie können rennen, Speere werfen, auf Bäume klettern oder tief in die Hocke gehen, um ein Mammut zu beobachten. Im Zuge der Evolution haben wir unser Wissen dazu genutzt, unserem Körper schwere Arbeit abzunehmen. Wir essen Tiefkühlpizza und jagen keine Kaninchen mehr, wir fahren auf der Rolltreppe oder steigen in den Fahrstuhl, anstatt die Treppe zu nehmen. Im Grunde nichts Schlechtes, aber in den vergangenen Jahrzehnten nahmen wir mehr Rücksicht auf unseren Körper, als ihm gut tut, wodurch wir unsere Kraft, Ausdauer, Koordination, Beweglichkeit und Schnelligkeit auf dem evolutionären Abstellgleis parkten. Aber was bedeuten die Schlagwörter »Kraft«, »Ausdauer« oder »Koordination« eigentlich? Ein kleiner Exkurs, der Sie die Bedeutung dieser Begriffe verstehen lässt.

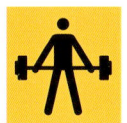 **KRAFT:** Bezeichnet die Fähigkeit des Nerv-Muskel-Systems, durch Muskelkontraktion Widerstände zu überwinden (konzentrische Arbeit), ihnen entgegenzuwirken (exzentrische Arbeit) oder sie zu halten (statische Arbeit). Jetzt das Ganze zum Nachspüren: Legen Sie sich bäuchlings auf den Boden, stützen Sie die Hände unter ihren Schultern auf (Finger parallel zur Körperlängsachse), machen Sie Ihren Körper steif, als hätten Sie einen Stock verschluckt, und stemmen Sie Ihre Hände so fest Sie können in den Boden. Hebt sich Ihr Körper jetzt vom Boden, haben Ihre Arm- und Brustmuskeln eine Kraft erzeugt, die höher ist als die Schwerkraft, die Sie in Richtung Erdmittelpunkt zieht. Oben angekommen verweilen Sie ein paar Augenblicke; jetzt halten sich Ihre Kraft und die Schwerkraft die Waage. Kehren Sie nun in die Ausgangslage zurück; die Schwerkraft übersteigt Ihre eingesetzte Muskelkraft. Ist die Schwerkraft die ganze Zeit Sieger geblieben, hat Ihnen ein Quäntchen Kraft gefehlt.

 **AUSDAUER:** »Die Fähigkeit, physisch und psychisch lange einer Belastung zu widerstehen, deren Intensität und Dauer letztendlich zu einer unüberwindbaren (manifesten) Ermüdung (= Leistungseinbuße) führt, um sich nach psychischer und physischer Belastung rasch zu regenerieren. Kurz ausgedrückt ist Ausdauer = Ermüdungswiderstandsfähigkeit + rasche Wiederherstellungsfähigkeit« (Zintl 1994). Was heißt das für uns übersetzt: Ihr bester Freund wird heute Abend auf ein Bierchen vorbeikommen – oh Schreck, Bier und Knabberkram sind alle, also schnell zur Nachttanke Ihres Vertrauens. Die liegt drei Kilometer von Ihrem Heim entfernt, also eine halbe Stunde Fußmarsch. Schaffen Sie beide Wege, oder nutzen Sie auf dem Rückweg den Bus? Wenn ja, könnte ein wenig mehr Ausdauer nicht schaden.

 **KOORDINATION:** Darunter versteht man die Steuerung von Bewegung und Haltung. Nichts Besonderes, denken Sie … na ja, schauen wir mal: Suchen Sie sich einen Platz in Ihrer Wohnung, an dem Sie sich mit zu den Seiten gestreckten Armen einmal um die eigene Achse drehen können, ohne irgendwo

anzuecken. Dann stellen Sie eine Stoppuhr auf 45 Sekunden, heben beide Arme gestreckt nach vorn, schließen die Augen, fangen an, auf der Stelle zu gehen, und starten die Stoppuhr. Nach 45 Sekunden öffnen Sie die Augen wieder und staunen darüber, wo Sie gelandet sind.

 **BEWEGLICHKEIT:** Legen Sie eine Hand an den Hinterkopf und die andere an den Hosenbund oberhalb des Pos. Nun beugen Sie beide Ellbogen stark an und schieben die Hände hinter ihrem Rücken aufeinander zu. Berühren sich die Fingerspitzen, auch wenn Sie die Arme tauschen? Wenn ja, weisen Ihre Schultergelenke eine gute Beweglichkeit auf. Falls nicht, haben Sie noch einiges an Arbeit vor sich.

SCHNELLIGKEIT: Nehmen Sie einen Medizinball zur Hand, werfen Sie ihn nach oben, klatschen Sie in die Hände und fangen Sie den Ball wieder auf. Das sind die fünf Grundeigenschaften, die im Leben eine wichtige Rolle spielen; besonders das letzte Beispiel zeigt aber, dass diese fünf nicht unabhängig voneinander existieren. Mit einem sieben Kilo schweren Medizinball in den Händen ist es schon sehr schwierig, ihn ausreichend zu beschleunigen, wenn Sie nicht genügend Kraft haben. Wem es an Koordination mangelt, der kann zwar werfen und klatschen, den Ball aber wieder zu fangen wird dann eher zum Glücksspiel.

Die richtige Dosis

»Radfahren kommt vom Radfahren« – über viele Jahrzehnte war dieser Leitsatz das Grundprinzip des Radsporttrainings. Trainer, Wissenschaftler und selbsternannte Gurus nahmen an, dass eine motorische Grundeigenschaft (Kraft, Ausdauer usw.) nur über das Training genau jener Eigen-

schaft verbessert werden konnte: Wer schnell Rad fahren will, muss viel Rad fahren. Mitte der 90er-Jahre des vergangenen Jahrhunderts endete dieser Versuch, die Leistung in einem Bereich durch immer ausgedehnteres Training zu verbessern. Dies gipfelte in Leistungen von mehr als 40 000 Kilometern pro Jahr bei der Radsportelite. Mit anderen Worten: Die Athleten mussten im Schnitt 110 Kilometer pro Tag auf dem Rad zurücklegen – wenn sie jeden Tag des Jahres im Sattel saßen. Substrahiert man trainingsfreie Tage und die Saisonpause, entstehen absurde Tagesleistungen, die – von dieser Annahme ist leider auszugehen – nur durch systematisches Doping überhaupt verkraftet werden konnten. Beim Radsport setzte daraufhin ein Paradigmenwechsel ein, der die Trainer und Athleten stärker in Richtung Krafttraining blicken ließ. Der Gedanke dahinter: Motorische Grundeigenschaften beeinflussen sich wechselseitig. Ein Läufer, der zusätzlich Kraft- und Koordinationstraining absolviert, wird im Verhältnis zum »Nurläufer« schneller besser werden und weniger verletzungsanfällig sein.

Ich beobachte die Vorteile von Krafttraining täglich, wenn ich mit meinen Sportlern zusammenarbeite. Wer den Stundenweltrekord auf der Bahn aufstellen möchte, muss nicht nur kräftige Beine haben, auch das Wiederlager muss diesem Druck standhalten. In diesem Fall betrifft das die Kraft im Rumpf. Der ehemalige Stundenweltrekordhalter, Matthias Brändle, wurde aus diesem Grund auch in seiner Kraft und seinen koordinativen Fähigkeiten von uns geschult (Clemens Hesse, Björn Kafka).

Auf dieser Tatsache beruht das Wirkprinzip meines Trainingssystems in diesem Buch. Ich mische die fünf motorischen Grundeigenschaften. Übrigens: Das in Deutschland bekanntere Beispiel für einen Gedankenwechsel im Sport bildete die Zusammenarbeit des damaligen Bundestrainers Jürgen Klinsmann mit Mark Verstegen. Von der *Bild*-Zeitung wurde Verstegens Training erst als

»Gummi-Twist« verspottet, doch der Erfolg gab dem neuen Denken Recht. Verstegens Ansätze werden heute in den Trainingszentren aller Bundesligavereine kopiert.

Ebenfalls Mitte der 1990er-Jahre platzte in der Sportwissenschaft eine Bombe, deren Stoßwelle einige Grundfesten der Trainingslehre bis heute erschüttert. Die Tabata-Studie, 1996 veröffentlicht, verglich moderates Ausdauertraining mit hochintensivem Intervalltraining (eine Stunde Radergometer in Dauerform im Vergleich zu 7- bis 8-mal 20 Sekunden Intervalle mit 10 Sekunden Pause zwischen den Intervallen) und stellte fest, dass letztere Trainingsform die Ausdauer in höherem Maße verbesserte und somit klassischem Ausdauertraining überlegen war. Der nette Nebeneffekt dieses Trainings: Man verliert mehr Körperfett als bei endlosen Ausdauereinheiten. Allerdings sind natürlich auch hier Limits gesetzt. Immer nur hartes Intervalltraining führt nicht automatisch zum Tour de France-Sieg. Doch wer nur sehr begrenzt Zeit hat, kann mit intelligentem Training eine erstaunliche Ausdauer aufbauen.

Ich habe für Sie Übungsfolgen zusammengestellt, die ein kraft- und koordinationsbetontes Training ermöglichen. Basis bildet dabei eine Lauf- oder Geheinheit – je nachdem, auf welchem Fitnesslevel Sie sich derzeit befinden. Dazwischen werden Sie den kraftbetonten Teil absolvieren. Die rasche Abfolge der Übungen sorgt dabei zusätzlich für hohe Anforderungen an Ihr Herz-Kreislauf-System und verbessert so die Ausdauer und Fettverbrennung. Die kurzen Pausenzeiten sind nicht zufällig. Sie werden erleben, dass der erste Durchgang eines Trainings leicht scheint, der letzte hingegen Willensstärke erfordert. Lassen Sie sich nicht von den relativ kurzen Trainingszeiten täuschen, in relativ kurzer Zeit werden Sie körperliche Veränderungen wahrnehmen.

Was genau passieren wird

Wirkung eines Krafttrainingsreizes auf das Herz-Kreislauf-System: Sie werden ausdauernder. Bei jeder Form körperlicher Arbeit muss das Herz-Kreislauf-System mit einer Anpassung von Puls, Blutdruck und Atmung reagieren, um dem gesteigerten Energieverbrauch Rechnung zu tragen. Wird der Körper wiederholt dieser Anforderung ausgesetzt, reagiert er mit verbesserter Pumpleistung, also Größenzunahme des Herzens bei verbesserter Kontraktionskraft und niedrigerer Ruhefrequenz (Baechle Earle 2008, S. 110 ff.).

Wirkung komplexer Übungen mit freien Gewichten auf die Koordination: Sie werden schneller. Wer ab und an die olympische Disziplin Gewichtheben verfolgt, wird staunen, wie grazil und schnell die Athleten trotz ihrer massigen Gestalt beim Reißen und Stoßen unter die Hantel tauchen.

Wirkung verbesserter Maximalkraftwerte auf die Ausdauerleistung: Sie sind länger stärker. Die Markscheide zwischen Kraft- und Ausdauerleistungen liegt bei dem Anteil der Maximalkraft, mit dem eine Bewegung ausgeführt wird. Übersteigt dieser Anteil 30 Prozent, so wird die Leistung immer stärker zur Kraftleistung. Umgekehrt heißt das: Wer mehr Kraft hat, kann mehr Leistung bringen, bevor eine Ausdauerleistung in eine Kraftleistung umschlägt. Und bevor wir es vergessen: Sie werden schneller schlank als bei jedem herkömmlichen Ausdauertraining, das Sie stundenlang im sogenannten Fettverbrennungsbereich trainieren lässt.

So trainieren Sie

Turnhose an, durch die Botanik toben und dann schweißgebadet zusammensacken – so kann Training aussehen. Aber nicht alles, was so aussieht, darf sich Training nennen. Andernfalls wären Galeerensklaven und Pyramidenbauarbeiter die besten Athleten der Welt gewesen. Hartes funktionelles Training hat derzeit Hochkonjunktur, doch der Körper funktioniert nicht nur auf diese Weise. Natürlich verbessert ein harter Reiz an der maximalen Sauerstoffaufnahme (oder darüber) in kürzerer Zeit die Kondition, doch welcher Körper hält das aus – mental wie physisch? Deshalb: Galeerensklaven schufteten sich zu Tode. Zugegeben; Alles, wonach es sich zu streben lohnt, zieht Anstrengung mit sich, da macht die Kondition keine Ausnahme. Es gibt keinen guten Kugelstoßer, der mit Wattebäuschchenwerfen in Form kommt – also vergessen Sie Trainingsgeräte, die Ihnen covertaugliche Figuren ohne Anstrengung versprechen. Der Körper eines Models oder eines Athleten wurde mit Schweiß und Tränen erkämpft. Punkt.

Was bedeutet das für Sie? Sie müssen Ihren Körper aus dem Sofamodus holen. Was ich damit meine: Ihr Körper muss durch Überforderung einen Belastungsreiz erhalten, der dem Körper ein Umbausignal gibt, damit er sich vor der nächsten Überforderung schützt. Anders ausgedrückt: Immer das gleiche Gewicht stemmen macht auf Dauer nicht besser. Sie müssen sich steigern. Dieses Prinzip heißt »Prinzip des wirksamen Belastungsreizes«. Nun können Sie nicht gleich hundert Liegestütze machen, sondern der Weg ist das Ziel. Der Weg zu hundert Liegestützen führt über einen, zehn, zwanzig Liegestütze. Aber es gibt noch ein Dilemma: Ihr Körper passt sich schnell an eine gegebene Belastung an, also muss diese regelmäßig sein. Denken Sie an den Neujahrseffekt: »Ab dem 1. Januar mach ich mehr Sport« heißt die Devise, gefolgt von fünf Joggingversuchen im Stadtpark, die vor allem die eigene Vergänglichkeit spüren lassen. Der Erfolg wäre im März vermutlich messbar gewesen, wären die Schuhe nicht im Februar im Regal gelandet.

Über eines sollten Sie sich im Klaren sein: Man kann nicht gleichzeitig der Athlet mit der meisten Kraft und der meisten Ausdauer sein. Denken Sie ans Wahlbarometer: Das Kuchendiagramm teilen sich meist in fünf »Parteien«. Wer also versucht, das

»Stück Ausdauer« immer weiter zu vergrößern, muss hinnehmen, dass weniger Kuchen für die anderen vier Stücke übrigbleibt. Allerdings: Anders als bei Wahlen ist die Größe des Kuchens variabel. Wer viel trainiert, kann eine Hochzeitstorte aufteilen, wer nicht trainiert, dem bleibt nur ein Muffin. Zu guter Letzt: Es reicht nicht, sich müde zu trainieren – Sie werden erst in der Erholungsphase stärker. Also brauchen Sie immer eine Pause. Ziel des Konditionstrainings in diesem Buch ist es, Sie im Ganzen zu fordern. Dabei wenden wir uns an eine breite Zielgruppe: vom Schreibtischtäter bis zum Eliteathleten. Die vorgestellten Übungen sind in

  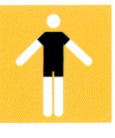 

WARMUP   ARM   RUMPF   BEIN

gegliedert, um dem Novizen ein ausgewogenes Ganzkörpertraining zu ermöglichen. Idealerweise beinhaltet jedes Workout immer alle vier Komponenten. Wer gleich loslegen möchte, startet mit den Trainingsplänen. Wir haben für Anfänger und Fortgeschrittene Pläne zusammengestellt. Doch bevor Sie damit anfangen, ordnen Sie sich in eine der Leistungsgruppen ein.

So starten Sie Ihr Training

1 Leistungstest machen und sich in eine Leistungsgruppe einteilen. (Ab Seite 20)

2 Übungen zusammensuchen und Zeitschema bestimmen. (Ab Seite 19 und 25)

3 Training absolvieren: Jedes Training beinhaltet zwei Lauf- bzw. Geheinheiten. Das bedeutet: Sie laufen zum Trainingsort, machen dort die Übungen und laufen wieder zurück.

4 Jede der vier Kraftübungen wird im Wechsel trainiert. Ein Beispiel: Machen Sie Kniebeugen, dann eine Pause. Weiter mit Liegestütze, Pause, Bergsteiger, Pause, Burpees, Pause. Danach beginnen Sie wieder mit den Kniebeugen, bis Sie die vier Durchgänge absolviert haben. Tipp: Wer nicht laufen möchte, kann auch nur die Workouts absolvieren.

5 Trainieren Sie drei- bis viermal in der Woche nach diesem Prinzip. Training dokumentieren.

Planen Sie Ihr Training

Erfolg im Sport knüpft an einen Trainingsplan an. Ohne eine Struktur können Sie kein sinnvolles Training aufbauen und Ihre Fortschritte nicht dokumentieren. Zudem hilft ein Plan dabei, kontinuierlich zu arbeiten – das Wichtigste für Erfolg.

D as älteste im Original erhaltene Aufzeichnung planmäßigen Trainings stammt aus dem 14. Jahrhundert vor Christus und beschreibt eine Art Intervalltraining für Wagenpferde (Seidenspinner 2005, S. 2). Es gilt die Regel: Jedes Training wirkt. Aber wirkt es auch in der angestrebten Art und Weise? Die Erfahrung aus der Trainingswissenschaft hat aber über die Jahrtausende Reihenfolgen und Inhalte von Trainingshandlungen identifiziert, die besser wirken als andere:

→ *Ein Training besteht aus* Einleitung (Vorbereitung des Organismus auf die bevorstehende Belastung), Hauptteil und Schluss (den Körper wieder systematisch in den Ruhezustand zurückführen).

→ *Training sollte (wenn möglich) das Schwache stärken, ohne die Stärken zu schwächen,* sie vielmehr betonen (nicht immer ist das möglich: Lance Armstrong musste ein weniger kraftvoller Fahrer werden, um die Tour de France gewinnen zu können. Er opferte seine herausragende Kraft zu Gunsten eines besseren Leistungsgewichtes, das ihn dann auch am Berg siegfähig machte).

→ *Koordination sollte vor Schnelligkeit, Schnelligkeit vor Kraft und Kraft vor Ausdauer trainiert werden* (Diese Reihenfolge entstammt der Erkenntnis, dass auch das Nervensystem ermüden kann und spiegelt die Reihenfolge der Grundeigenschaften von der am meisten zur am wenigsten anstrengenden fürs Nervensystem).

→ *Hat ein Training* Druck- und Schubübungen, dann sollte es ebenso viele Zugübungen haben.

→ *Enthält eine Zielsportart oder ein Beruf* bestimmte Haltungen oder Bewegungen, sollte ein Training auch Bewegungen anbieten, die der entsprechende Sport oder Beruf nicht bietet.

→ *Geeignet zum Aufwärmen sind* Radfahren, Laufen, Seilspringen und dergleichen – kurz: alles, was geeignet ist, das cardio-pulmonale System anzuregen und Skelettmuskulatur und Gelenke auf die Belastung vorzubereiten. Zum Aufwärmen gehört ferner, die Gelenke der Körperabschnitte, die im Zentrum des folgenden Trainings stehen werden, mehrfach über ihre vollständige Bewegungsbahn zu bewegen. Dafür sollten 10 Minuten aufgewendet werden.

Suchen Sie sich Ihr Ziel

In diesem Buch bieten wir Ihnen zwei Möglichkeiten, Ihren Körper in Form zu bringen: Muskelwachstum oder Kraftausdauer. Die beiden Methoden unterscheiden sich dadurch, dass die eine mit viel Körpergewicht und wenigen Wiederholungen arbeitet (Muskelwachstum), während die andere weniger Gewicht über einen längeren Zeitraum einsetzt (Kraftausdauer). Jede dieser Möglichkeiten wird umrahmt von Lauf- oder Geheinheiten.

Methode Muskelwachstum (Beispiel)

Hinlaufen: Gehen oder laufen Sie etwa 10–15 Minuten zum Trainingsort. Falls Sie mit einem Herzfrequenzmesser arbeiten sollten Sie etwa bei 70–80 % Ihrer maximalen Frequenz unterwegs sein. Beim Gehen werden Sie höchstwahrscheinlich etwas niedriger unterwegs sein.

Wählen Sie aus den vier Kategorien eine Übung, die Sie maximal 10 Mal ausführen können. Pro Übung sollten Sie 2–4 Sätze ausführen. Die Pause zwischen den Sätzen beträgt 2–4 Minuten. Bedenken Sie: Je kürzer die Pause, desto mehr wird Ihr Herz gefordert. Dieses Training sollten Sie drei Mal in der Woche durchführen.

Zurücklaufen: Gehen oder laufen Sie etwa 10–15 Minuten zurück. Falls Sie mit einem Herzfrequenzmesser arbeiten, sollten Sie etwa bei 70 % Ihrer maximalen Frequenz unterwegs sein. Beim Gehen werden Sie etwas niedriger unterwegs sein.

Methode Kraft-Ausdauer (Beispiel)

Hinlaufen: gehen oder laufen Sie etwa 10–15 (Fortgeschrittene mehr) Minuten zum Trainingsort. Falls Sie mit einem Herzfrequenzmesser arbeiten sollten Sie etwa bei 70–80 % Ihrer max. Frequenz unterwegs sein. Beim Gehen werden Sie höchstwahrscheinlich etwas niedriger unterwegs sein.

Wählen Sie aus den vier Kategorien einige Übungen, die Sie länger als 30 Sekunden ausführen können. Suchen Sie sich danach Ihr Belastungsschema, das aus Belastung und Pause besteht. Absolvieren Sie die Übungsfolge drei bis fünf Mal. Beispiel: Pistol, Pause, Planke, Pause, Liegestütz, Pause, Rudern, Pause. Jetzt wieder mit Pistol beginnen, bis Sie vier Sätze absolviert haben.

Zurücklaufen: gehen oder laufen Sie etwa 10–15 Minuten zurück. Falls Sie mit einem Herzfrequenzmesser arbeiten, sollten Sie etwa bei 70 % Ihrer maximalen Frequenz unterwegs sein. Beim Gehen werden Sie höchstwahrscheinlich etwas niedriger unterwegs sein.

Belastungsintensitäten

ANFÄNGER: 30 Sekunden Belastung, 60 Sekunden Pause (einfach); 30 Belastung, 45 Pause (mittel), 30 Belastung, 30 Pause (schwer)
Laufen/Gehen: 20–30 min Gesamtzeit bei 60–80 % der maximalen Herzfrequenz

FORTGESCHRITTENER 1: 30 Sekunden Belastung, 30 Sekunden Pause (einfach); 45 Belastung, 30 Pause (mittel), 60 Belastung, 30 Pause (schwer). Wer will, kann natürlich die Pausenzeiten noch etwas kürzen. Denkbar wäre auch 45/20 als Be- und Entlastungsschema.
Laufen: 30–70 Minuten Gesamtzeit 75–85 % der maximalen Herzfrequenz

FORTGESCHRITTENER 2: 45 Sekunden Belastung, 20 Sekunden Pause (leicht), 45 Belastung, 15 Pause (mittel), 50 Belastung, 10 Pause (schwer)
Laufen: 40–90 Minuten Gesamtzeit 75–85 % der maximalen Herzfrequenz

Trainingsablauf perfektionieren

Mit Audio-Unterstützung: Wer nach dem Zeitschema trainiert (z.B.: 30/30 Sekunden), der profitiert von akustischen Signalen, die anzeigen, wann ein neuer Intervall beginnt. Sprich: Alle 30 Sekunden piept es. Dafür gibt es Geräte (Gymboss), oder, falls Sie Smartphone-Besitzer sind, Apps (HIIT-, Intervall-Timer).

So fit sind Sie wirklich

Wie steht es um Ihre Fitness? In diesem Kapitel prüfen Sie Ihren Ist-Zustand. Mit den vorgegeben Tests können Sie einordnen, ob Sie eher zu den Anfänger- oder doch zu den Fortgeschrittenen zählen.

Wie fit bin ich? Diese Fragen können Sie sich in diesem Kapitel selbst beantworten. Anhand von zehn verschiedenen Test checken Sie Ihre Stärken und Schwächen. Dabei frage ich Ihre Beweglichkeit, Kraft, Ausdauer und Koordination ab. Dieser Kurztest hilft Ihnen, die richtige Auswahl der Übungen zu finden und sich in die passende Kategorie einzuordnen (Anfänger, Fortgeschrittener 1 und 2, wobei 1 und 2 im Training zusammengefasst). Grundsätzlich empfehle ich Ihnen aber, mit den Anfänger-Übungen und Trainingsplänen zu starten. Wiederholen Sie den Test alle zwei Monate, um Ihre Fitness-Entwicklung zu überprüfen. Zur Einschätzung Ihres Fitnessstands bedienen wir uns der Anforderung, die man beim Militär findet. Das hat nichts mit meiner militanten Ader zu tun, vielmehr mit der großen Vielseitigkeit dieser Tests.

Der Lauftest dient auch zur Ermittlung Ihrer maximalen Herzfrequenz. Sie sollten die 1000 Meter so schnell laufen wie Sie können und sollten danach sehr erschöpft sein. Die Herzfrequenz, die Sie bei etwa 700–1000 erreichen ist Ihre maximale Herzfrequenz, mit der Sie die optimlen Trainingsbereiche für die Laufeinheiten ermitteln (siehe Tabelle unten).

RE	G1	G2	EN	SB
REGENERATION 50–60 % der maximalen Herzfrequenz	**GRUNDLAGEN 1** 60–70 % der maximalen Herzfrequenz	**GRUNDLAGEN 2** 70–80 % der maximalen Herzfrequenz	**ENTWICKLUNG** 80–90 % der maximalen Herzfrequenz	**SPITZENBEREICH** 90–100 % der maximalen Herzfrequenz
Im Kompensationsbereich verbessert sich die lokale Durchblutung. Der Abbau von zerstörtem Muskelgewebe wird beschleunigt. Ideal: nach Wettkämpfen.	*G1-Läufe sollten in möglichst flachem Gelände gelaufen werden. Versuchen Sie, möglichst gleichmäßig das Tempo zu halten.*	*Erhöhung der Kapilarisierung: Damit kann Ihr Muskel besser mit Sauerstoff versorgt werden. Dieser Bereich wird Ihr Haupttrainingsbereich werden.*	*Mit den Trainingseinheiten im Entwicklungsbereich optimieren Sie Ihren aerobanaeroben Bereich (Schwellenleistung). Ideal für Sportler, die auch an Wettkämpfen teilnehmen.*	*Das Training findet im Renntempo statt – die Laktat-Toleranz verbessert sich. Dieses Training ist sehr hart und sollte nur wenige Minuten betragen (in Intervallen).*

Test Ihrer Fitness:

1 *1000-Meter-Lauf: Der Klassiker zeigt genau, wie es um Ihre Ausdauer bestellt ist.*

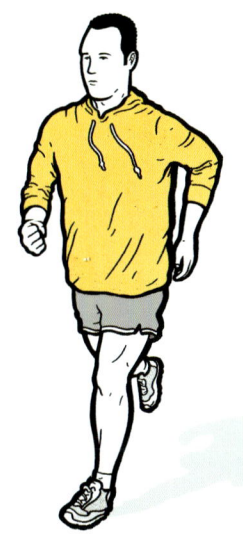

ANFÄNGER:
über 6:30 Minuten
FORTGESCHRITTENE 1:
4:30 Minuten
FORTGESCHRITTENE 2:
unter 4 Minuten

2 *Können Sie mit Fersen, Po, Schulterblättern und Hinterkopf an einer Wand stehen und die Arme soweit nach vorne oben heben, dass Ihre Arme neben Ihren Ohren sind und Ihre Daumen die Wand berühren?*

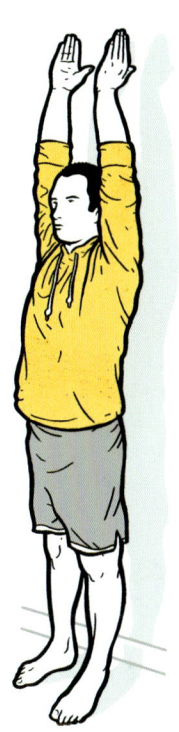

ANFÄNGER:
Po und Schultern bekommen Sie an die Wand. Den Hinterkopf nicht.
FORTGESCHRITTENE 1:
Sie schaffen es, die Daumen an die Wand zu legen.
FORTGESCHRITTENE 2:
Die Daumen sind an der Wand, Kopf und Schultern können abgelöst werden

3 *Sind Sie in der Lage, mit Ihren Fingern den Boden vor Ihren Zehen zu berühren und dabei die Knie durchgedrückt zu lassen?*

ANFÄNGER:
Sie erreichen knapp die Schienbeine.
FORTGESCHRITTENE 1:
Sie berühren mit den Fingerspitzen den Boden.
FORTGESCHRITTENE 2:
Die Handflächen liegen auf dem Boden.

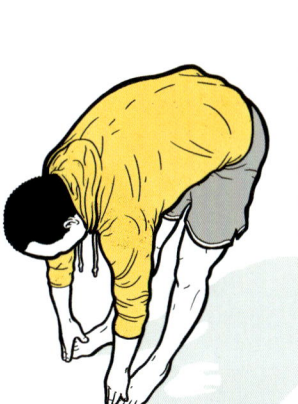

4 *Seitstütz: Sie sind in Seitlage, stützen sich auf den Ellbogen, die Beine liegen aufeinander. Heben Sie nun das Becken ab, bis Ihr Körper eine gerade Linie bildet. Bleiben Sie in dieser Position bis Abbruch durch Erschöpfung.*

ANFÄNGER: 60 Sekunden
FORTGESCHRITTENE 1: 90 Sekunden
FORTGESCHRITTENE 2: über 90 Sekunden

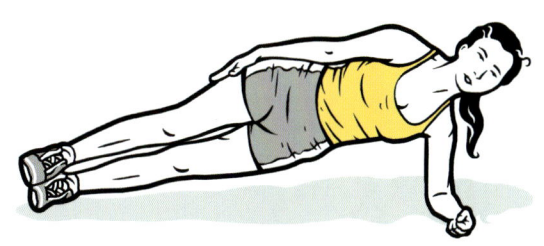

5 *Supermann:* Legen Sie sich bäuchlings auf den Boden und heben Beine, Kopf und Arme ab. Die Arme werden neben den Kopf gehoben. Halten Sie diese Position so lange Sie können.

ANFÄNGER: 140 Sekunden
FORTGESCHRITTENE 1:180 Sekunden
FORTGESCHRITTENE 2: über 180 Sekunden

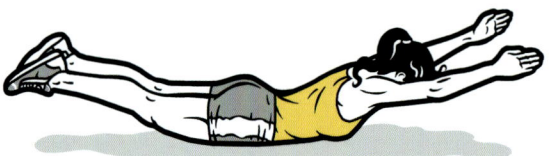

6 *Gehaltener Situp:* Sie Sitzen mit angestellten Beinen auf dem Boden, der Oberkörper ist nach hinten geneigt, zwischen Oberkörper und Boden ist ein Winkel von circa 60°. Die Wirbelsäule sollte dabei möglichst gerade gehalten werden. Verharren Sie in dieser Stellung, so lange Sie können.

ANFÄNGER:
70 Sekunden
FORTGESCHRITTENE 1:
130 Sekunden
FORTGESCHRITTENE 2:
über 130 Sekunden

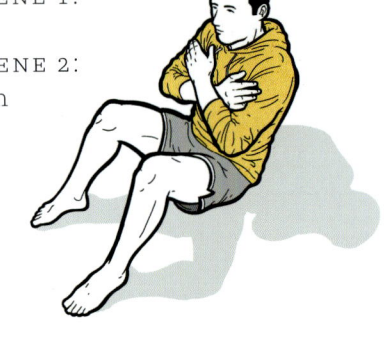

7 *Einbeinaufstehen:* Sie sitzen auf einem Stuhl mittlerer Höhe (ca. 47 cm). Verschränken Sie die Arme vor der Brust und versuchen Sie, mit einem Bein aufzustehen. Wenn Sie dazu nicht in der Lage sind, liegt Ihre Beinkraft im unteren Durchschnitt.

ANFÄNGER: keine
FORTGESCHRITTENE 1:
5 in 10 Sekunden
FORTGESCHRITTENE 2:
ab 8 in 10 Sekunden

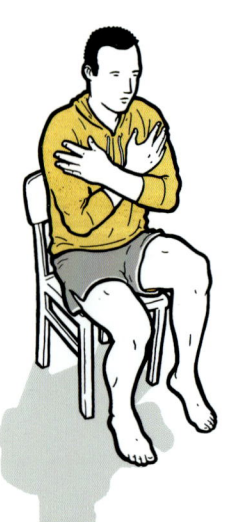

8 *Beim United States Marine Corps gelten 3 volle Klimmzüge als Minimalanforderung, bei den Navy SEALs sind es derer schon 8 als Einstellungsvoraussetzung. Um mithalten zu können, sind dort 15–20 gern gesehen.*

ANFÄNGER:
Nur hängen, mit Kinn über der Stange, für 5 Sekunden
FORTGESCHRITTENE 1:
5 Klimmzüge
FORTGESCHRITTENE 2:
ab 10 Klimmzüge

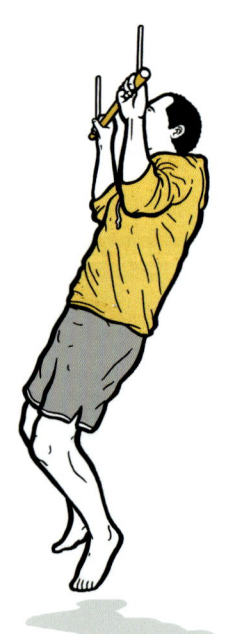

9 *Liegestütz: Im aktuellen Fitnesstest der Bundeswehr kommt der Liegestütz als Minimalanforderung nicht mehr vor. Noch 2009 war das anders. Wiederholungszahlen unter 10 galten nur bei Soldaten jenseits des 50. Lebensjahrs als akzeptabel. Bei den Elite Soldaten der SEALs hingegen sind 42 das Minimum, und 100 gelten als guter Durchschnitt.*

ANFÄNGER: unter 10 Wiederholungen
FORTGESCHRITTENE 1: 15–20 Wiederholungen
FORTGESCHRITTENE 2: über 30

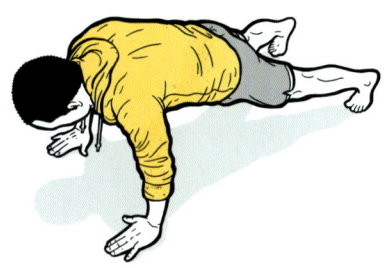

10 *Sind Sie in der Lage, 30 Sekunden auf einem Bein zu stehen? Wenn nicht, zeigt Ihr Gleichgewicht deutliche Defizite. 30 Sekunden Einbeinstand mit geschlossenen Augen hingegen gelten als gute Leistung, alles darüber als sehr gut.*

ANFÄNGER:
Unter 30 Sekunden mit offenen Augen.
FORTGESCHRITTENE 1:
30 Sekunden mit geschlossenen Augen.
FORTGESCHRITTENE 2:
Über 45 Sekunden mit geschlossenen Augen.

So fit sind Sie:

Wer im Rumpf und in der Beweglichkeit Schwächen zeigt, sollte immer zum Anfängertraining greifen. Dadurch werden Fehlhaltungen vermieden, und Sie können sich langsam an die schereren Übungen rantasten. Denken Sie daran: Wer sich anfänglich bei zu schwerem Training verletzt, hat einen geringeren Trainingsfortschritt als jemand, der mit dem vermeintlich Leichten startet.

Auswertung:

	ANF.	FORTG.1	FORTG.2
Ausdauer			
1. 1000–Meter-Lauf	☐	☐	☐
Beweglichkeit			
2. Vorbeugen	☐	☐	☐
3. Daumen an die Wand	☐	☐	☐
Kraft-Rumpf			
4. Seitstütz	☐	☐	☐
5. Supermann	☐	☐	☐
6. Sit-Ups	☐	☐	☐
Kraft Arme und Beine			
7. Einbeinaufstehen	☐	☐	☐
8. Klimmzüge	☐	☐	☐
9. Liegestützen	☐	☐	☐
Koordination			
10. Auf einem Bein stehen	☐	☐	☐

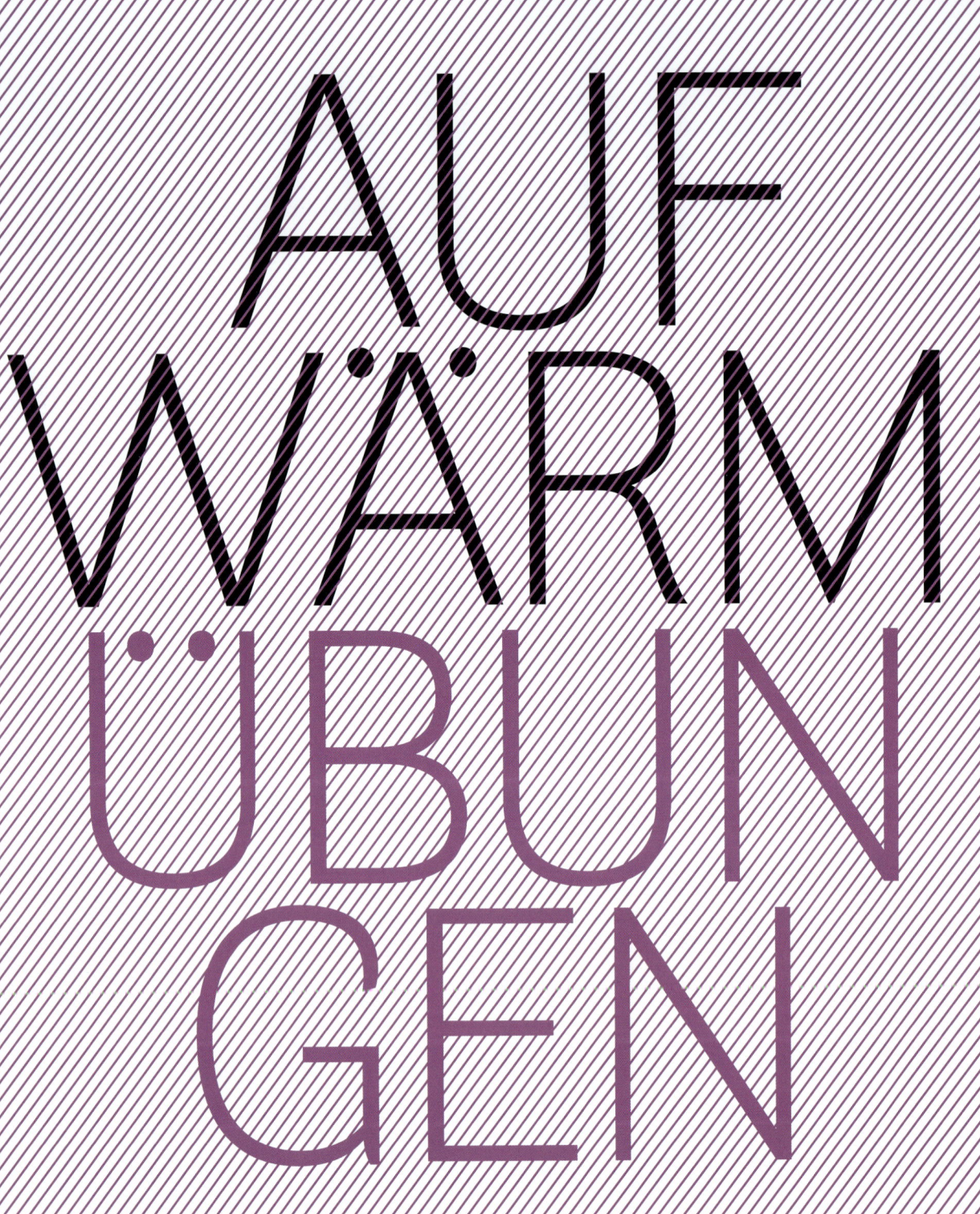

AUF
WÄRM
ÜBUN
GEN

1 Hüftdrehen

1 Stehen Sie schulterbreit. Die Füße leicht nach außen rotiert. Legen Sie Ihre Hände auf die Hüfte. **2** Beginnen Sie nun, langsam die Hüfte zu kreisen. **3** Dabei schieben Sie aktiv das Becken vor und zurück. Wechseln Sie nach zehn Drehungen die Bewegungsrichtung.

TIPP: *Die Kreisbewegung sollte deutlich erkennbar sein, um maximal von der persönlichen Beweglichkeit Gebrauch zu machen.*

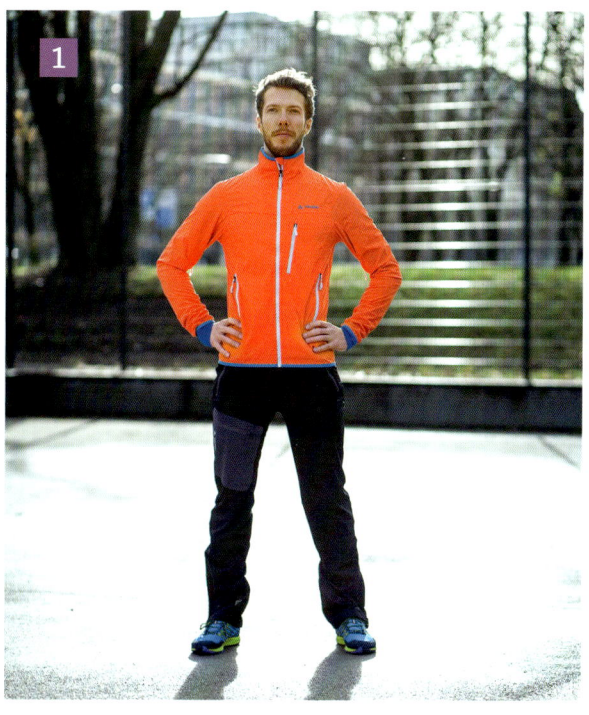

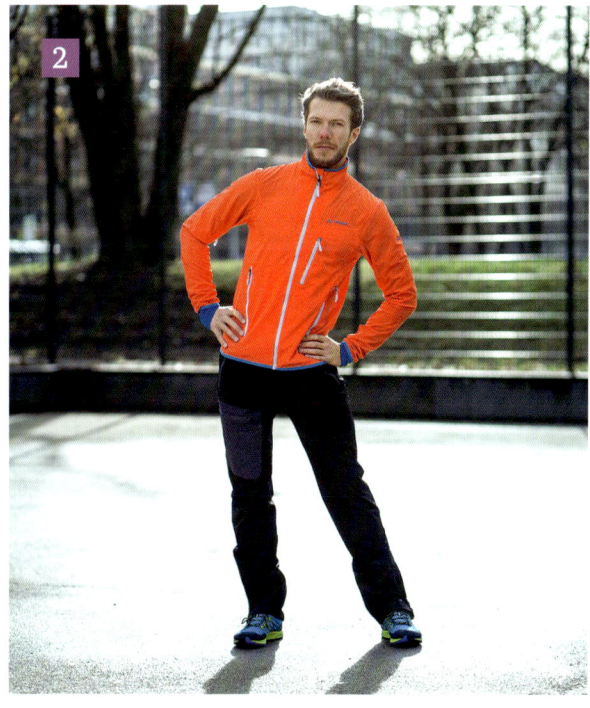

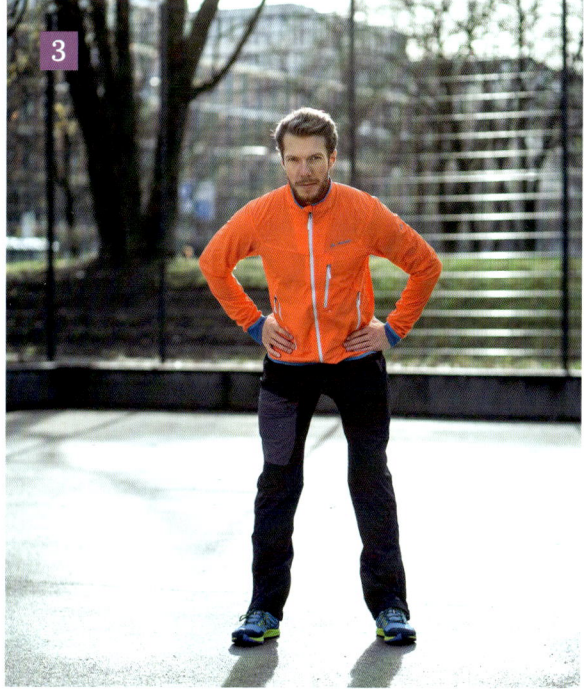

2 Seitdrehen

1 Stehen Sie schulterbreit. Die Füße zeigen mit den Zehen nach vorn. Die Arme zu einem »W« halten und in einer Linie mit der Wirbelsäule stellen. Die Schulterblätter dabei nach hinten/unten ziehen (als ob Sie sie in die Gesäßtaschen stecken wollten). **2** Beginnen Sie nun, den Oberkörper zur linken Seit zu drehen, bis Sie das Bewegungsende erreicht haben. Die Füße bleiben auf dem Boden. **3** Danach Seitenwechsel.

TIPP: *Die Bewegung sollte langsam und nicht ruckartig ausgeführt werden.*

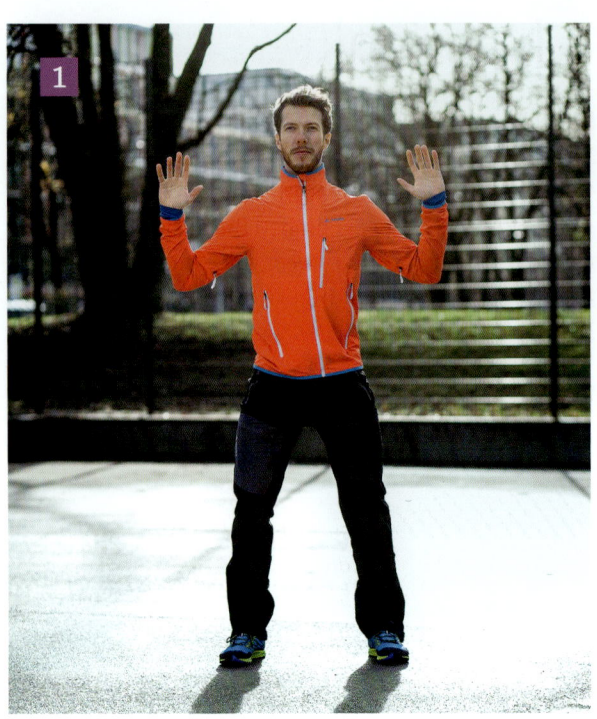

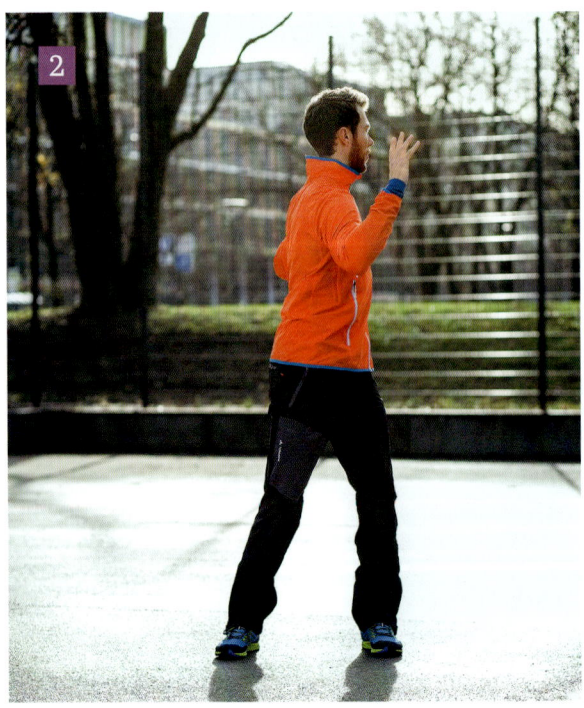

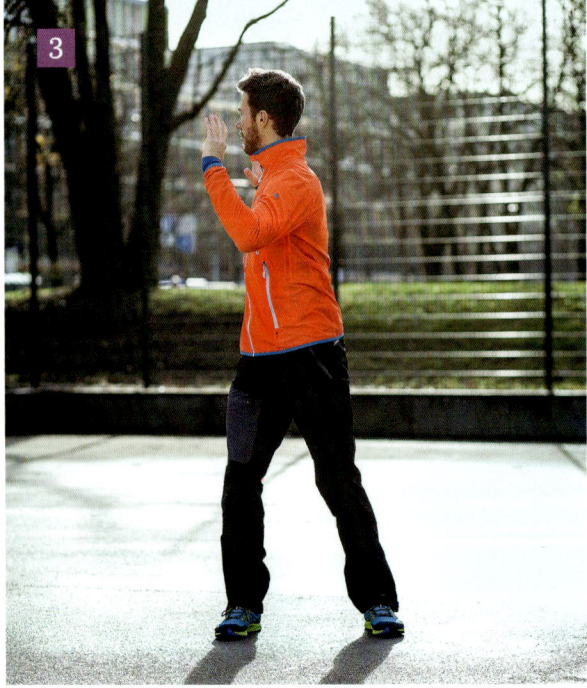

3 Nackenkreisen

1 Stehen Sie gerade und schulterbreit. Die Hände Richtung Gesäß und dort falten. Strecken Sie die Arme. Neigen Sie Ihren Kopf jetzt zu einer Seite, als ob Sie Ihr Ohr auf der Schulter ablegen wollten. **2** Rollen Sie den Kopf weich nach vorn zu der anderen Seite. **3** Kreisen Sie jetzt wieder zur anderen Seite. Wichtig: Sie kreisen nur einen Halbkreis und drehen den Kopf nicht nach hinten.

TIPP: *Kreisen Sie ganz entspannt und lockern Sie danach die Schultern, indem Sie die Schultern kurz anheben und danach fallen lassen.*

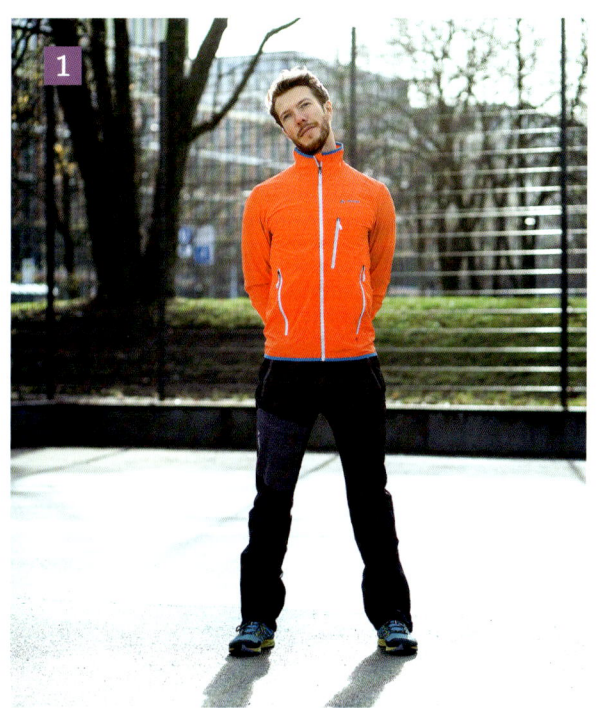

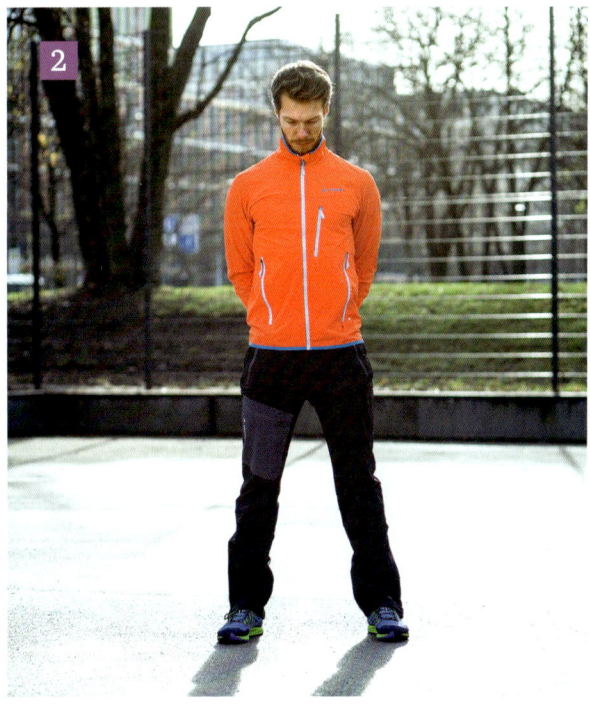

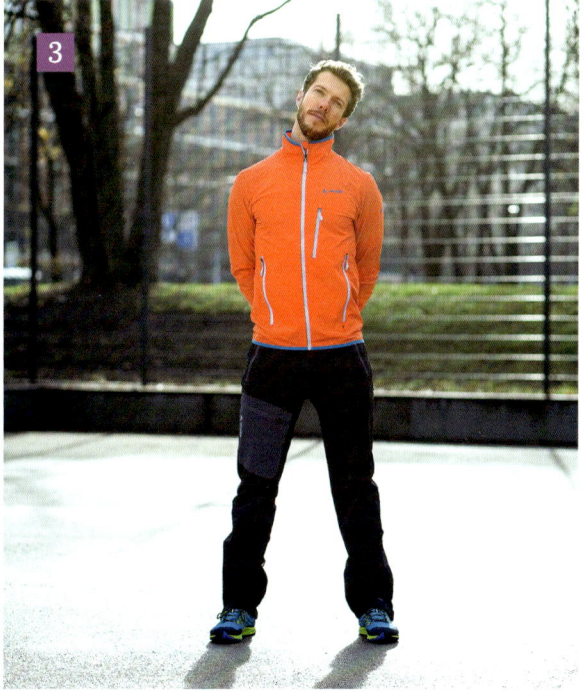

4 Apfelpflücken

Hüftbreit stehen und im Stand beide Arme nach oben strecken – Beine durchgedrückt. **1** Abwechselnd je einen Arm nach oben strecken und nach einem imaginären Apfel greifen. Dabei jeweils die entsprechende Seite des Oberkörpers strecken. **2** Wichtig: den Kopf gerade halten. Wer möchte, kann sich auch auf die Zehenspitzen stellen.

TIPP: *ideale Übung fürs Aufwärmen beim Laufen. Dabei gehen Sie abwechselnd auf dem ganzen Fuß oder den Zehenspitzen und recken sich in die Luft.*

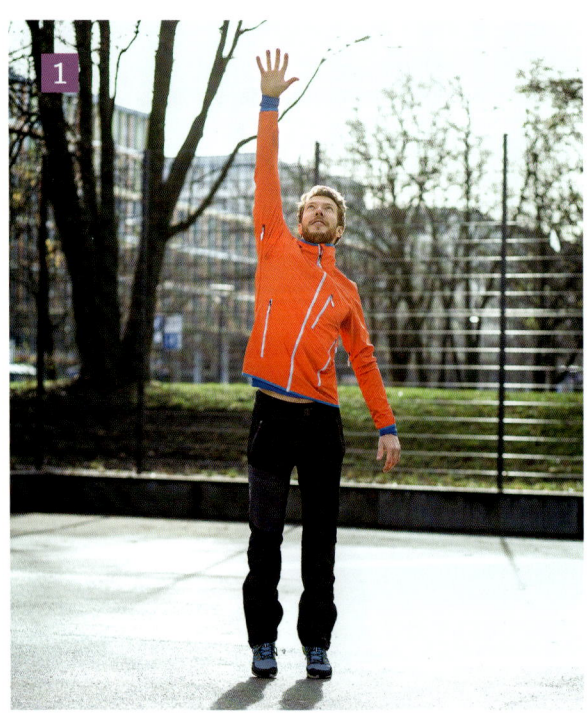

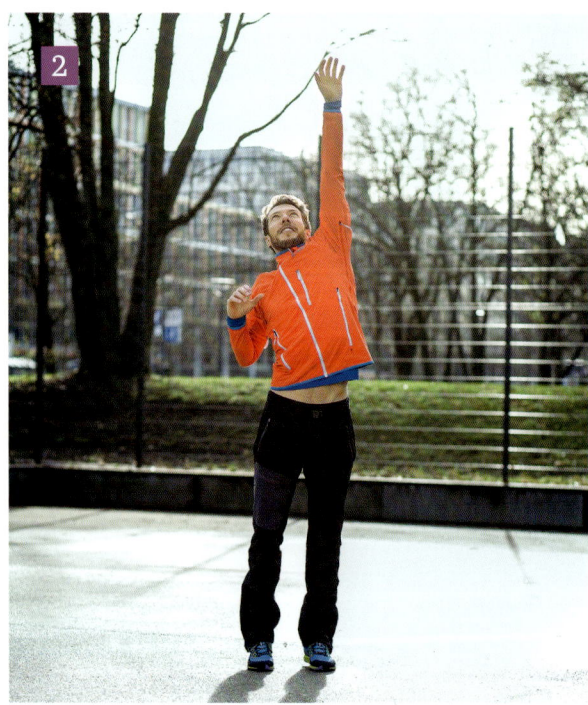

5 Armkreisen

1 Stehen Sie schulterbreit und gerade. Heben Sie beiden Arme an, sodass Sie horizontal zum Boden stehen. Heben Sie das Brustbein.
2 Beginnen Sie jetzt damit, die Arme leicht zu kreisen. Dabei weiten Sie die Armbewegung immer weiter aus und werden zum Ende hin wieder kleiner. Machen Sie diese Übung eine Minute lang.

TIPP: *Ellenbogen und Hand-gelenk bleiben bei dieser Übung steif.*

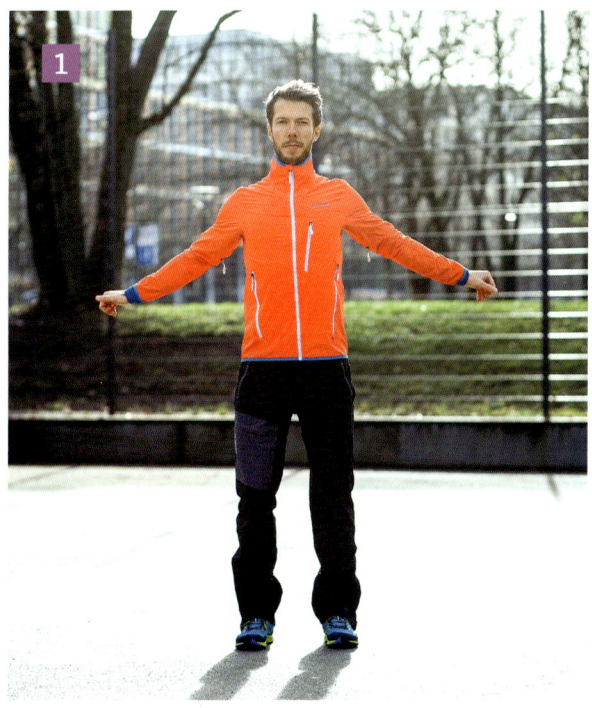

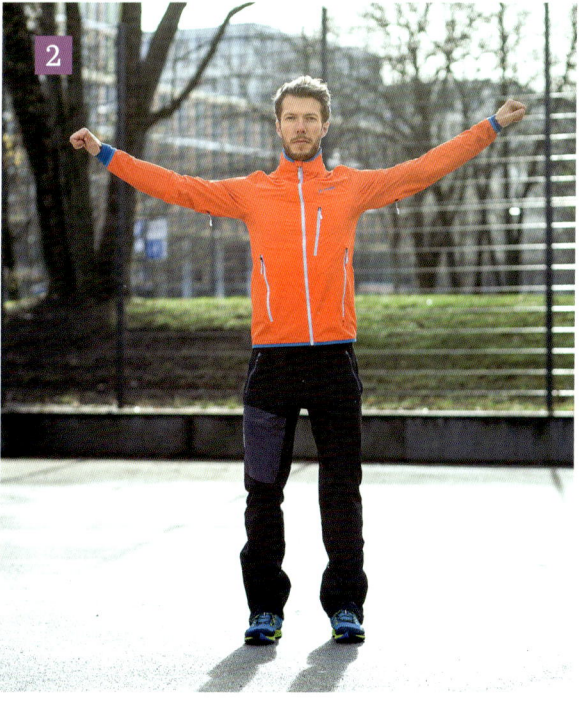

6 Kniezug

1 Stehen Sie schulterbreit. Heben Sie das rechte Bein an, bis es etwa einen 90-Grad-Knie-Winkel hat. Greifen Sie jetzt mit beiden Händen das Knie und ziehen es Richtung Brust. Verharren Sie in die Position für 30 Sekunden. Wechseln Sie das Bein und machen Sie jeweils zwei Durchgänge.

TIPP: *Der Oberkörper bleibt permanent gerade – nicht nach vorn absinken.*

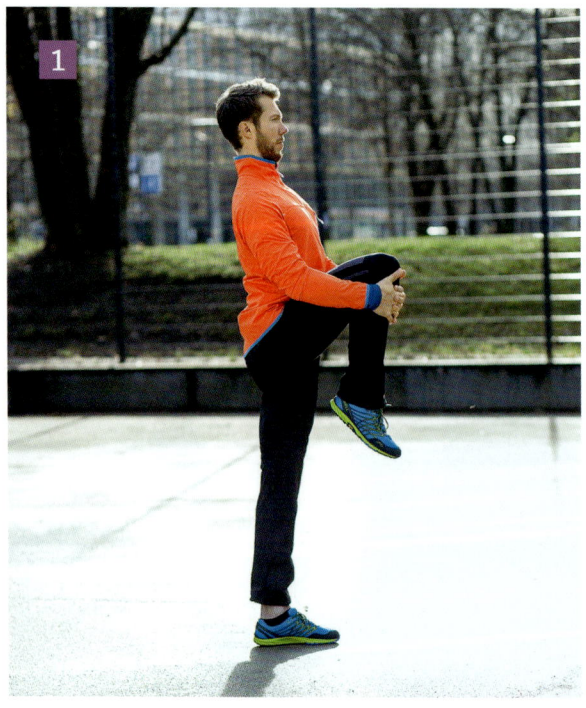

7 Windmühle

1 Stehen Sie schulterbreit, den linken Arm gestreckt über Kopf halten. Beide Füße nach rechts drehen und parallel aufstellen. Das Gewicht lastet hauptsächlich auf dem linken Bein, das rechte ist leicht gebeugt. Rumpfmuskulatur und Beckenboden anspannen. **2** Ihr Rumpf folgt der rechten Hand in Richtung des rechten Fußes. Der Po schiebt in die Richtung, in die die Fersen weisen. Mit der Ausatmung kehren Sie in die Ausgangsstellung zurück.

TIPP: *Richten Sie Ihren Blick permanent auf den nach oben gestreckten Arm.*

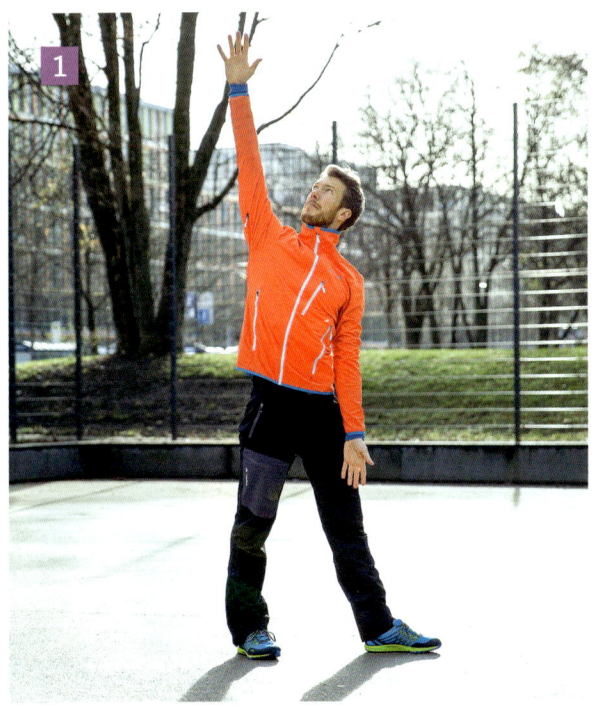

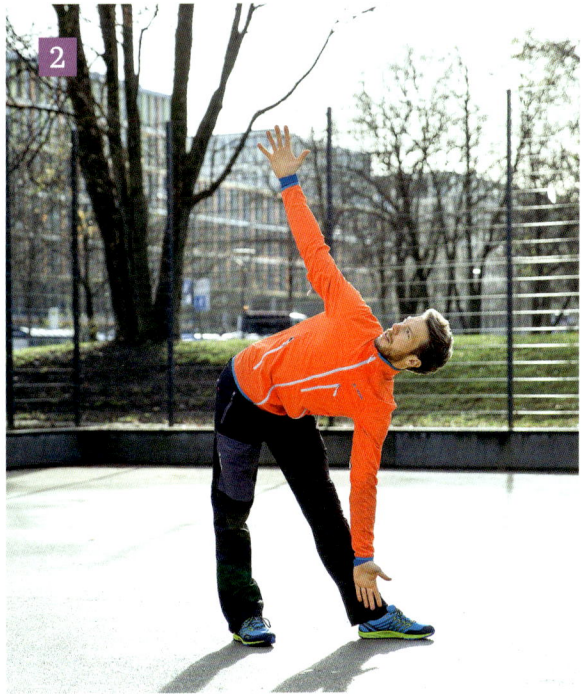

8 Piriformis-Stretch

1 Stehen Sie hüftbreit und heben Sie den linken Fuß in Richtung rechtes Knie. Legen Sie das linke Fußgelenk oberhalb der rechten Kniescheibe ab. Halten Sie sich mit den Händen am Fußgelenk und dem linken Knie fest.
2 Lehnen Sie den Oberkörper nach vorn. Dabei beugen Sie das rechte Bein. Jetzt fühlen Sie die Drehung in der hinteren Seite Ihrer Hüftmuskulatur (Piriformis). Bleiben Sie in dieser Position für etwa 30 Sekunden. Wechseln Sie danach das Bein.

TIPP: *Je stärker Sie sich nach vorn lehnen und je mehr Sie das Standbein beugen, desto intensiver wird die Dehnung.*

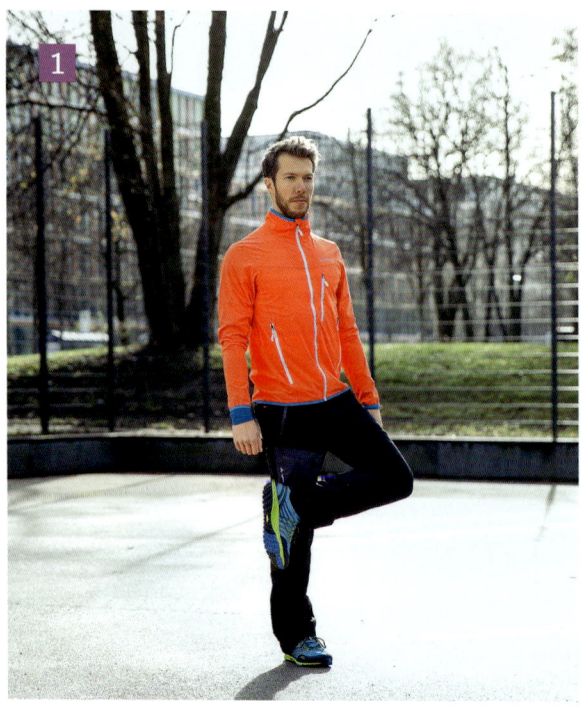

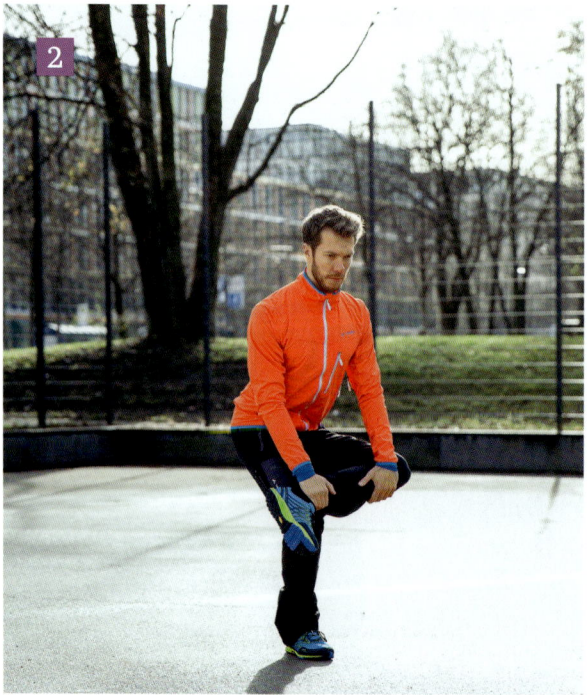

9 Fußkreisen

1 Stehen Sie gerade und schulterbreit. Heben Sie das linke Bein ab und kreisen Sie den Fuß langsam im Uhrzeigersinn (für 30 Sekunden).
2 Ändern Sie jetzt die Bewegungsrichtung und kreisen Sie entgegen des Uhrzeigersinns (für 30 Sekunden). Wechseln Sie den Fuß.

TIPP: *Die Übung wird interessanter, wenn Sie sie barfuß ausführen, da die Fußmuskeln des Standbeins dabei aktiver arbeiten müssen. Ideale Übung beim morgendlichen Zähneputzen.*

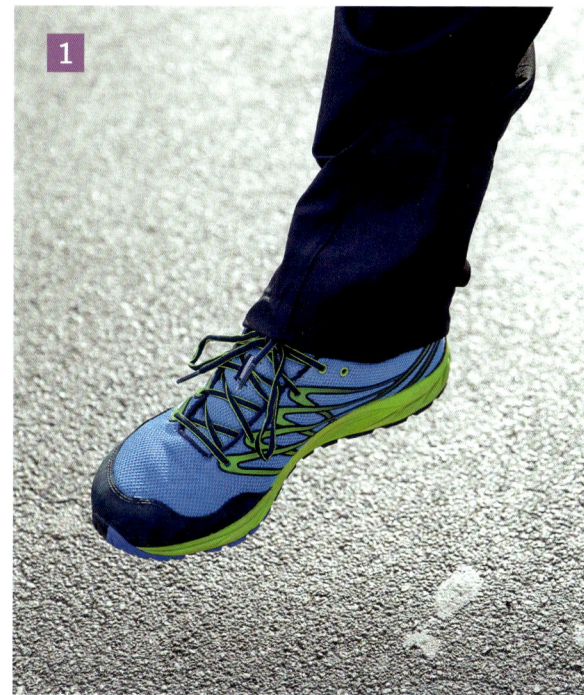

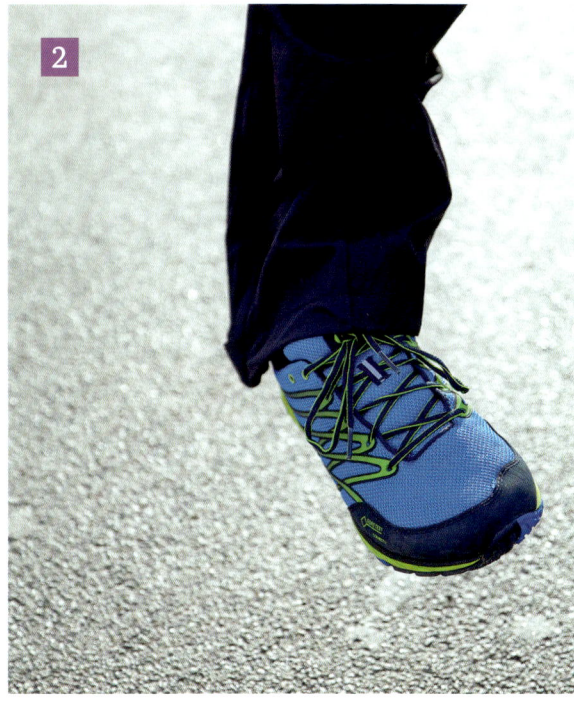

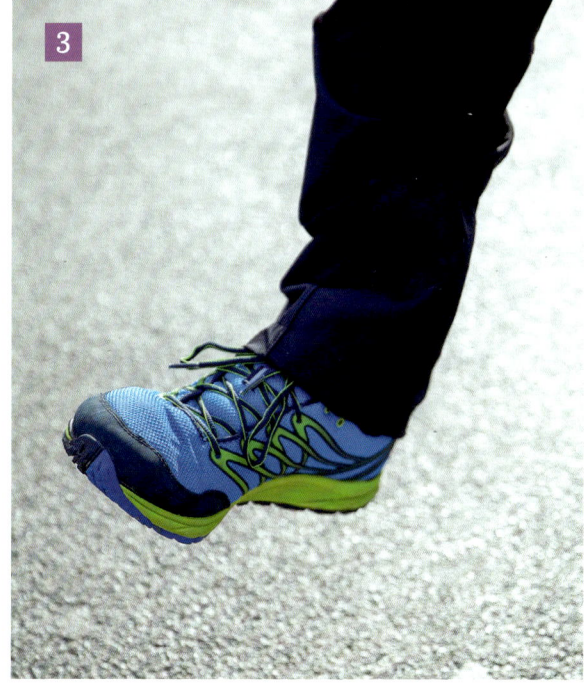

10 Handlauf

1 Stehen Sie mit geraden Beinen. **2** Die Handflächen platzieren Sie so auf dem Boden, dass Sie gerade noch die Knie durchgestreckt lassen können. Laufen Sie mit den Händen nach vorn. **3** Sie erreichen die Liegestützposition. Laufen Sie jetzt mit den Füßen zu Ihren Händen. Stoppen Sie, wenn Sie die Ausgangslage wieder erreicht haben.

TIPP: *Bleiben Sie gerade – das Gewicht soll Sie nicht zu einer Seite ziehen. Das Brustbein bleibt gehoben, der Bauch angespannt.*

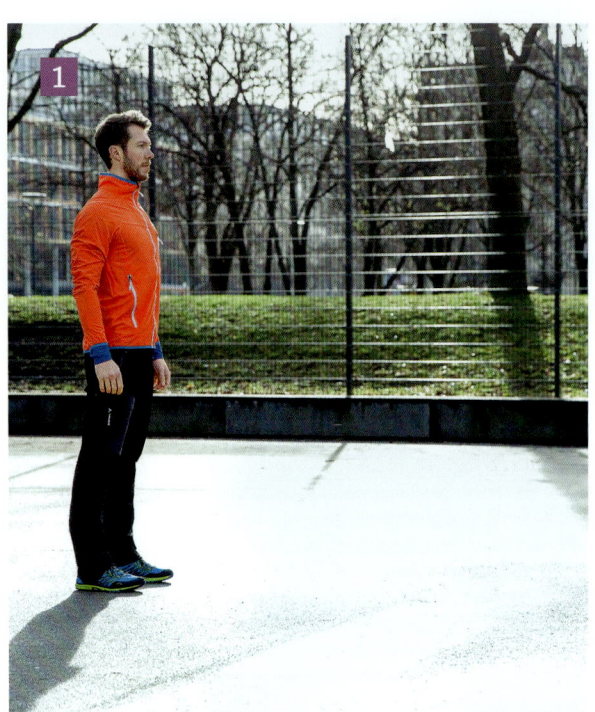

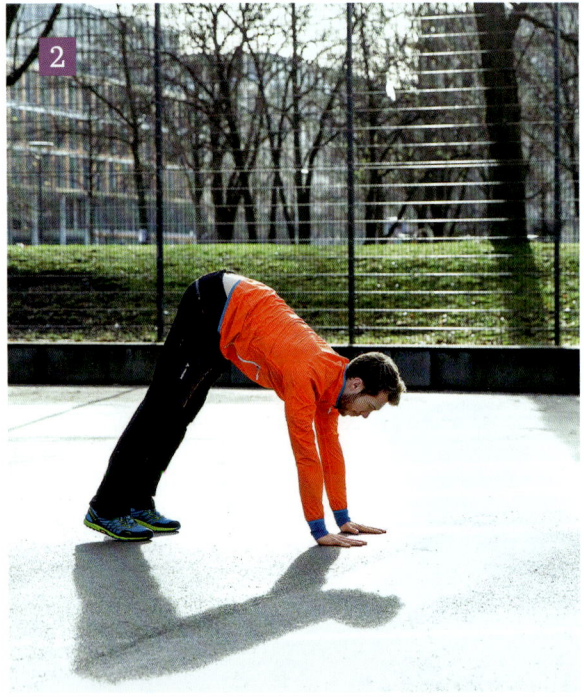

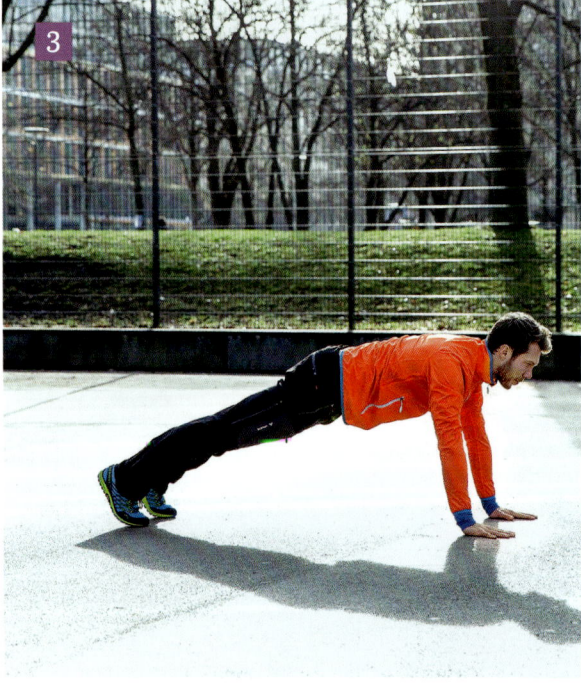

11 Ausfallschritt mit Drehung

1 Stehen Sie aufrecht, Kopf, Schulter, Hüfte und Füße in einer Geraden. Die Arme zu einem W formen. **2** Machen Sie mit dem linken Bein einen großen Ausfallschritt, das Knie 90 Grad gebeugt. Das hintere Bein ist leicht angewinkelt, die Kniescheibe über dem Boden. **3** Nun den Oberkörper Richtung vorderes Bein drehen, und bleiben Sie wenige Sekunden in dieser Stellung. Danach Seitenwechsel.

TIPP: *Der Oberkörper bleibt permanent aufgerichtet.*

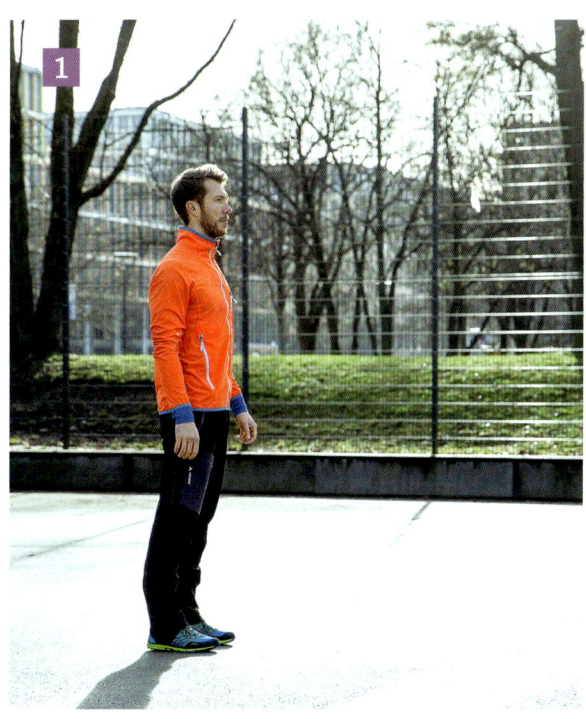

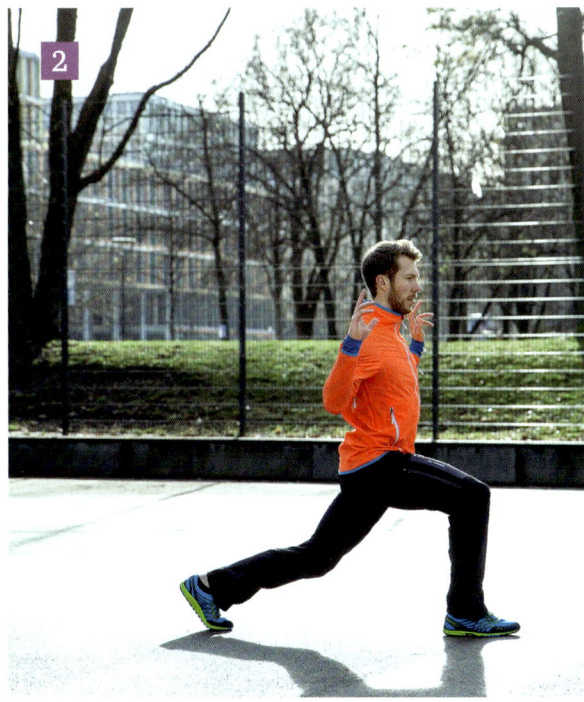

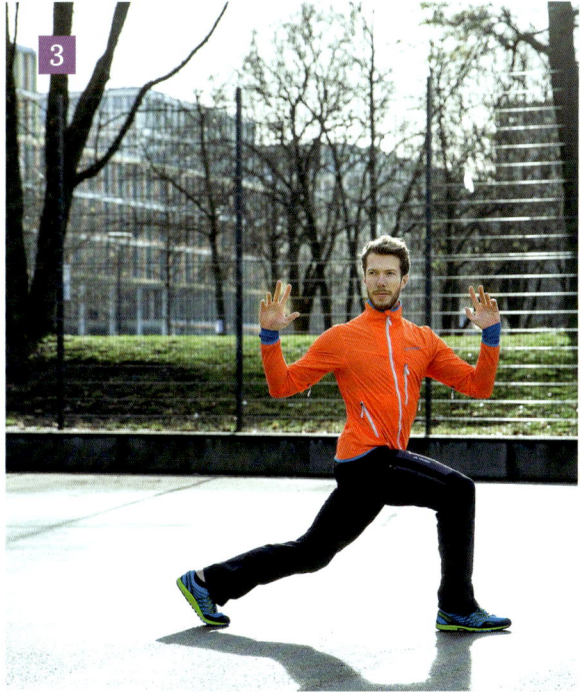

12 Gekreuzter Ausfallschritt

1 Stellen Sie sich aufrecht hin, die Füße hüftbreit auseinander, die Hände an den Hüften. Machen mit dem linken Bein einen großen Schritt schräg nach hinten, hinter Ihr rechtes Bein. Beugen Sie jetzt beide Beine (ähnlich wie bei einem Knicks) und kehren Sie in die Ausgangsposition zurück. **2** Wiederholen Sie die Übung mit dem anderen Bein für eine volle Wiederholung.

TIPP: *Wenn Sie eine schmerzhafte Verdrehung oder Druck im Knie bemerken, dann versetzen Sie den hinteren Fuß etwas.*

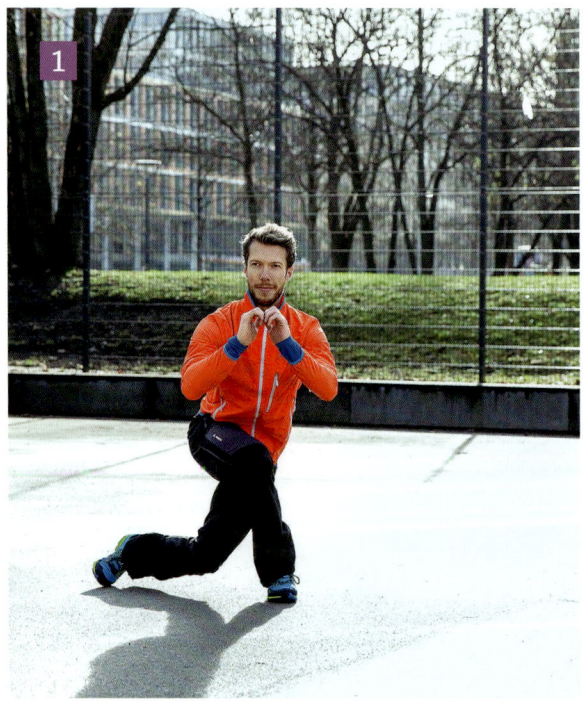

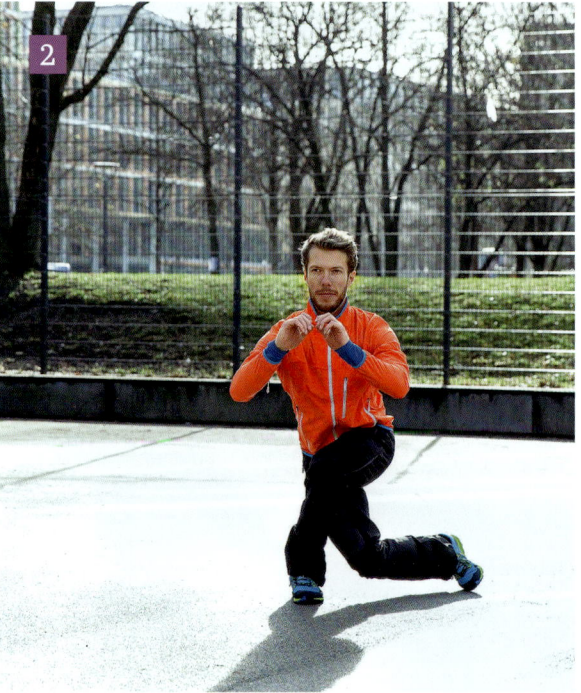

13 Gobletsquat

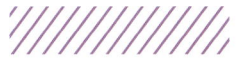 Stehen Sie doppelt schulterbreit. Das Körpergewicht liegt auf den gesamten Fußsohlen. Die Fußspitzen zeigen in die gleiche Richtung wie die Knie. Die Arme gebeugt vor den Oberkörper. **2** Jetzt die Beine beugen und das Gesäß so tief wie möglich in Richtung Boden senken. Drücken Sie jetzt mit Ihren Ellenbogen aktiv in die Schenkelinnenseite. Versuchen Sie dabei, das Gesäß durch die Beine zu drücken.

TIPP: *Die Übung entlarvt Mobilitätsprobleme der Hüfte sehr schnell. Wer das Gefühl hat, nach hinten zu kippen, sollte breiter stehen und kann ein leichtes Zusatzgewicht vor die Brust nehmen.*

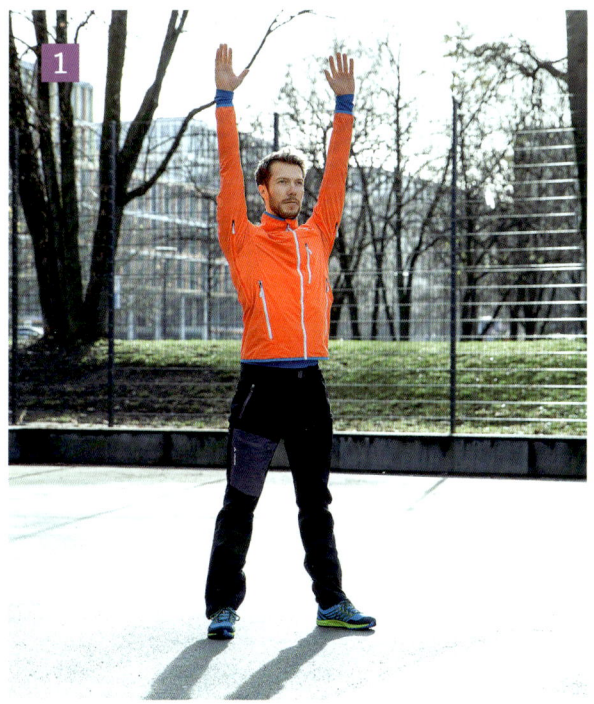

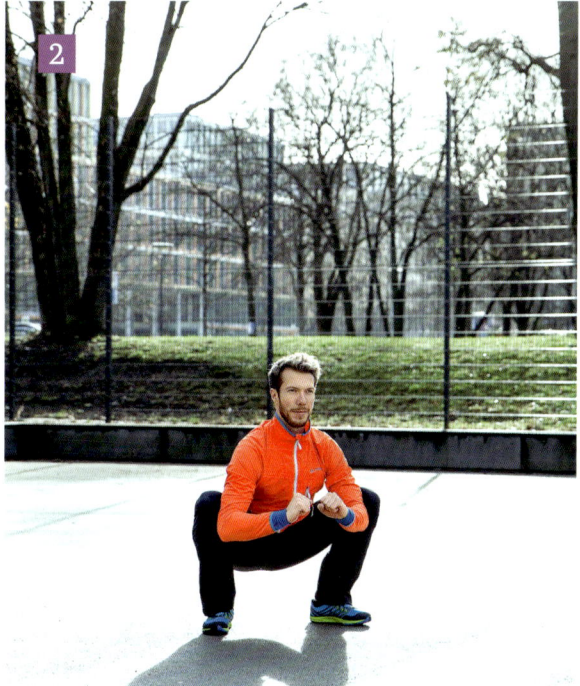

14 Hängebauch-Katzenbuckel

1 Knien Sie sich auf den Boden und setzen Sie die Hände auf. Die Arme sind leicht gebeugt, die Hände befinden sich unter den Schultern. Positionieren Sie die Knie hüftbreit geöffnet unter dem Becken. Halten Sie den Kopf in Verlängerung der Wirbelsäule, der Blick ist zum Boden gerichtet. **2** Lassen Sie aktiv die Wirbelsäule durchsacken und strecken Sie den Kopf nach oben (Hängebauch für zehn Sekunden).
3 Danach den Rücken anheben und den Kopf Richtung Brustbein ziehen (Katzenbuckel für zehn Sekunden). Machen Sie drei Durchgänge.

TIPP: *Atmen Sie bewusst in der Hängebauchposition aus.*

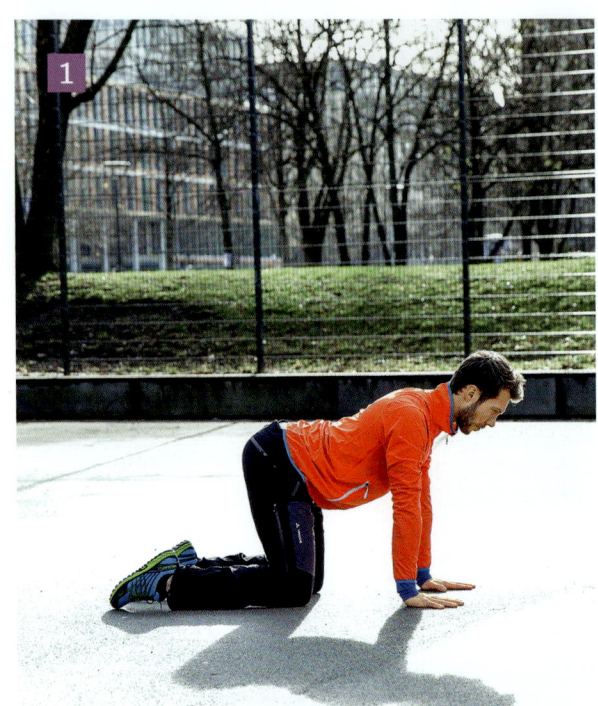

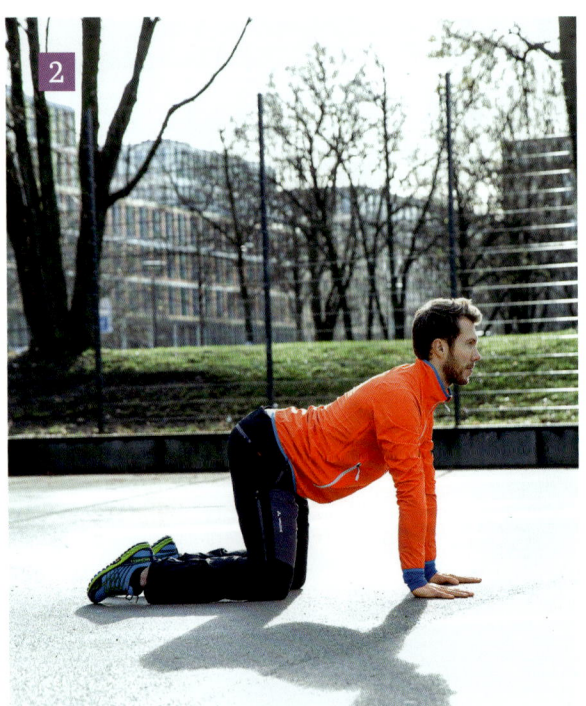

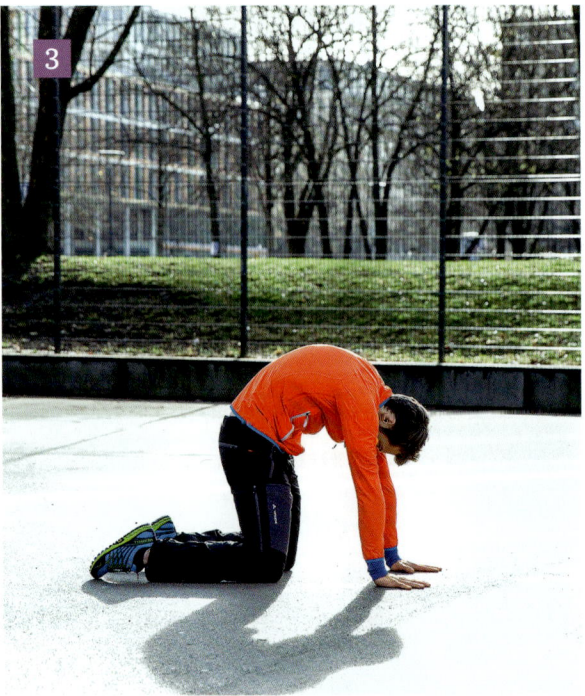

15 Taucher

1 Setzen Sie Hände und Füße schulterbreit auf den Boden, beides voll gestreckt. Heben Sie das Gesäß an. Der Winkel zwischen Bauch und Oberschenkel sollte 90 Grad betragen.
2 Senken Sie den Oberkörper nach vorn, bis die Ellenbogen etwas unter 90 Grad gebeugt sind. Schieben Sie den Oberkörper unter eine gedachte Linie, die die Ellenbogen verbindet, hindurch. **3** Strecken Sie die Arme durch, bis der Oberkörper aufgerichtet ist. Danach das Gesäß anheben und in die Ausgangsposition zurück.

TIPP: *Versuchen Sie, in der Ausgangsposition die Hacken so weit wie möglich auf den Boden zu bekommen.*

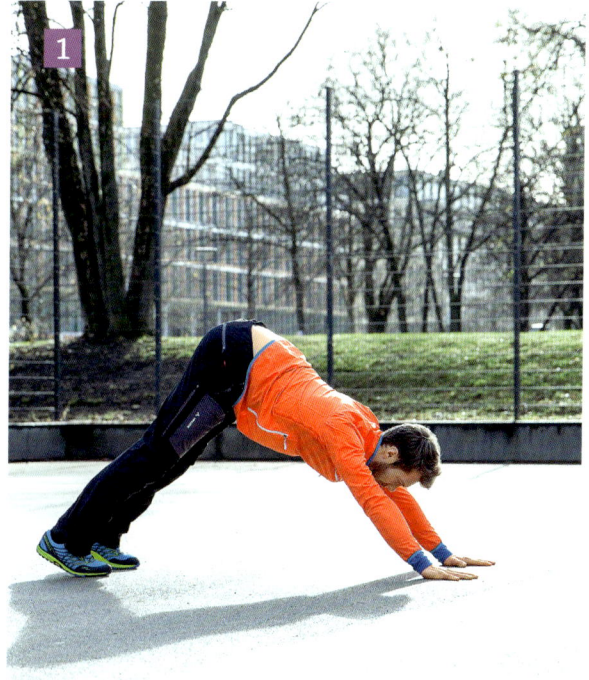

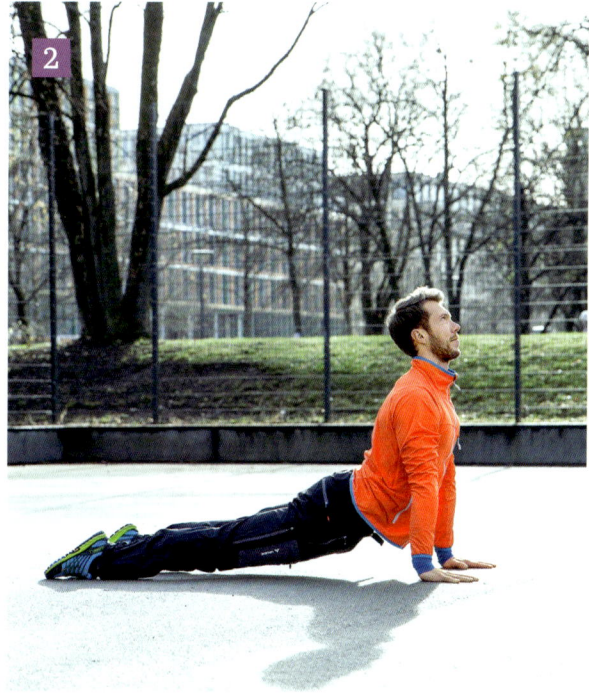

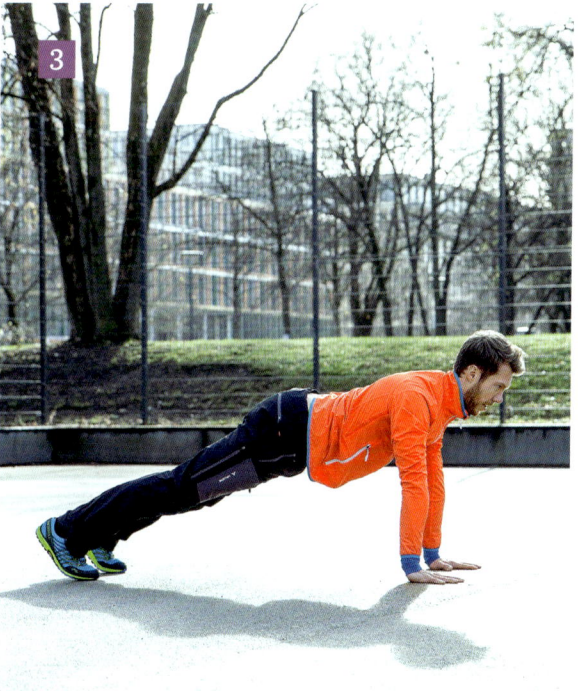

16 Vierfüßlerkreisen

1 Knien Sie sich auf den Boden und setzen Sie
die Hände auf. Die Arme sind leicht gebeugt,
die Hände befinden sich unter den Schultern.
Positionieren Sie die Knie hüftbreit geöffnet
unter dem Becken. Halten Sie den Kopf in
Verlängerung der Wirbelsäule, der Blick ist zum
Boden gerichtet. **2** Heben Sie das rechte Bein
ab und spreizen Sie es gebeugt zur Seite.
Machen Sie jetzt kreisende Bewegungen (im und
gegen den Uhrzeigersinn) mit dem Oberschenkel. Wechseln Sie nach 30 Sekunden die Seite.

TIPP: *Bei Gleichgewichtsproble-*
men kann man diese Übung an
einer Wand machen. Hände an
die Wand stellen und das Bein
gebeugt abspreizen und kreisen.

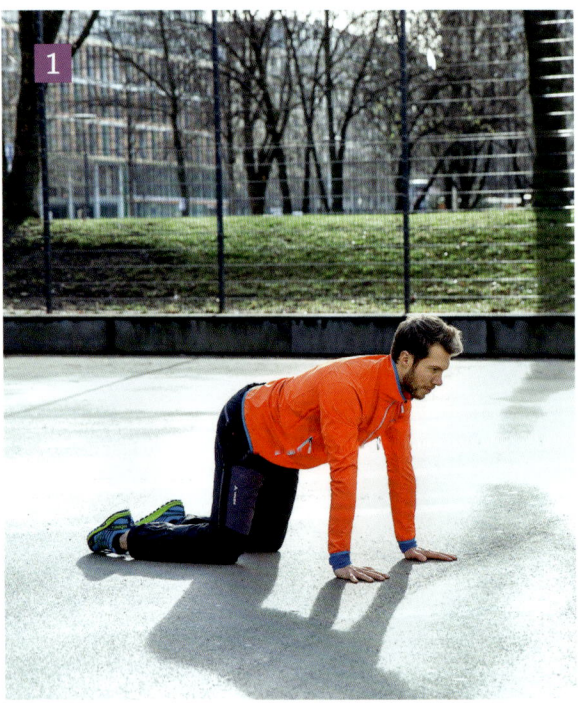

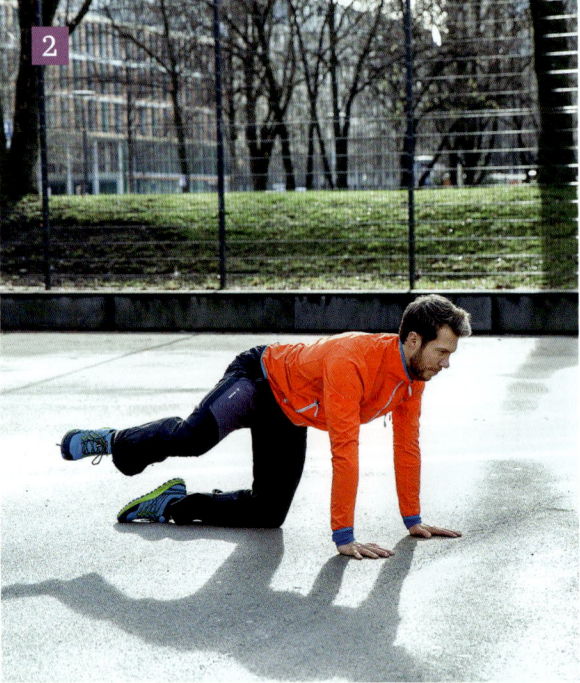

ARM
ÜBUN
GEN

17 Liegestütz

 Stellen Sie sich auf die Zehen. Die Füße schulterbreit. Die Hände etwas über schulterbreit aufstellen und in einer Linie mit der Schulter positionieren. Beine, Gesäß, Rücken und Kopf bilden eine Gerade. **2** Senken Sie den Oberkörper kontrolliert ab. Achten Sie darauf, dass Sie nicht ins Hohlkreuz fallen oder einen Buckel machen. Spannen Sie permanent Gesäß und Bauch an.

TIPP: *Wer Schmerzen in den Handgelenken hat, kann auf den Fäusten die Liegestütze durchführen. Dafür sollte der Untergrund aber weicher sein.*

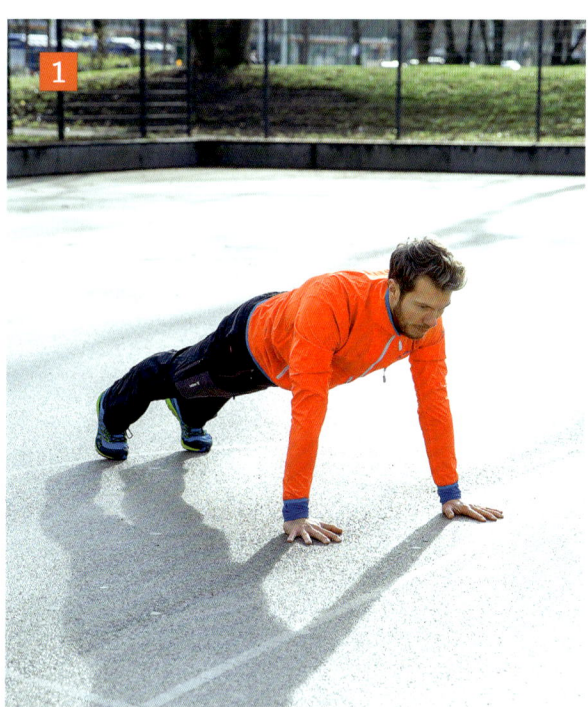

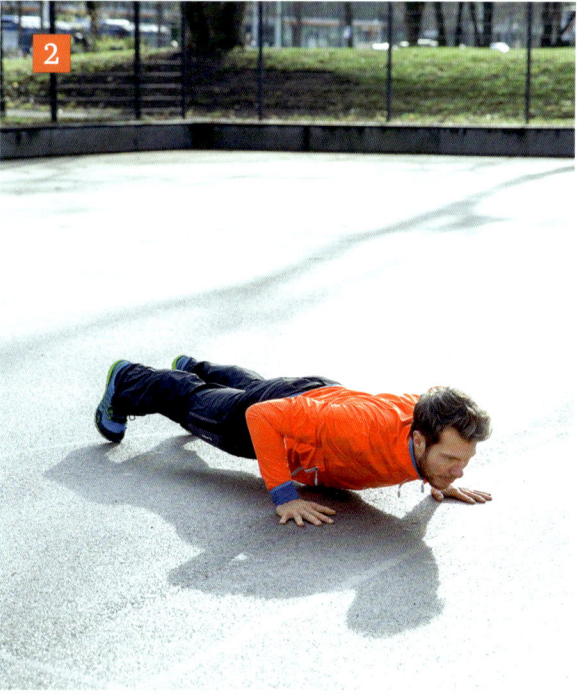

18 Diamant-Liegestütz

1 Stellen Sie sich auf die Zehen. Die Füße schulterbreit. Die Hände unter der Brust positionieren. Beine, Gesäß, Rücken und Kopf bilden eine Gerade. **2** Senken Sie den Oberkörper kontrolliert ab. Achten Sie darauf, dass Sie nicht ins Hohlkreuz fallen oder einen Buckel machen. Spannen Sie permanent Gesäß und Bauch an.

TIPP: *Diese Übung erfordert sehr viel Trizepskraft. Tasten Sie sich deshalb mit der Enge der Handstellung langsam an das Belastungsmaximum heran.*

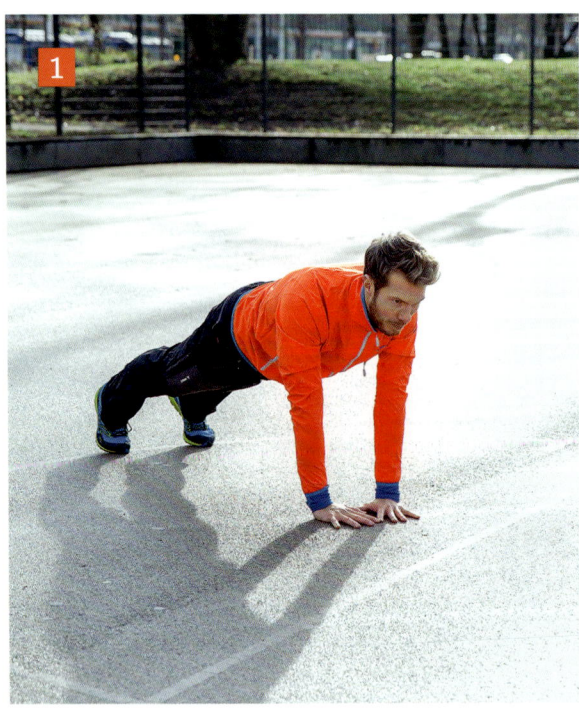
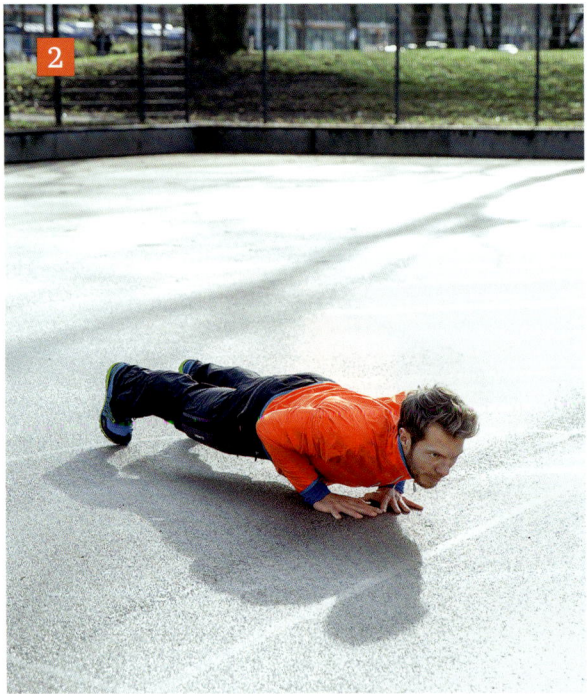

19 Breiter Liegestütz

1 Stellen Sie sich auf die Zehen. Die Füße schulterbreit. Die Hände etwa 1,5-fach schulterbreit aufstellen und in einer Linie mit der Schulter positionieren. Beine, Gesäß, Rücken und Kopf bilden eine Gerade. **2** Senken Sie den Oberkörper kontrolliert ab. Achten Sie darauf, dass Sie nicht ins Hohlkreuz fallen oder einen Buckel machen. Spannen Sie permanent Gesäß und Bauch an.

TIPP: *Auch hier gilt: Wer sich nicht wieder hochdrücken kann, sollte es mit dem Absenken probieren.*

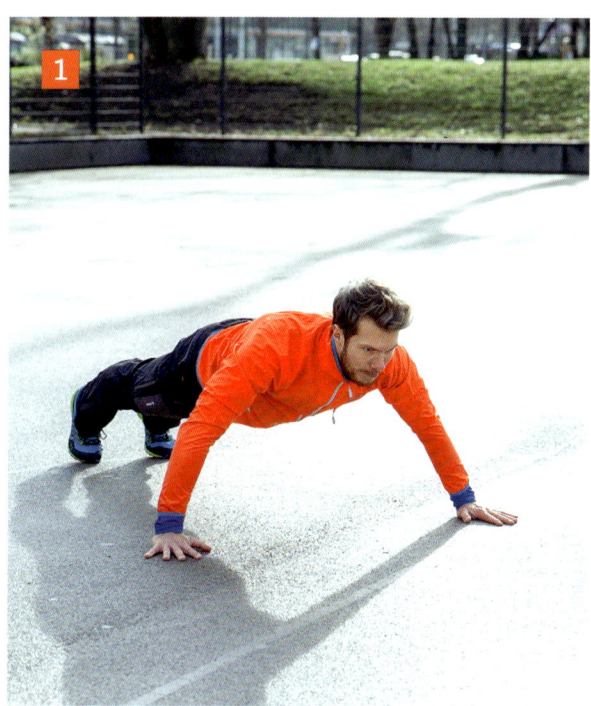

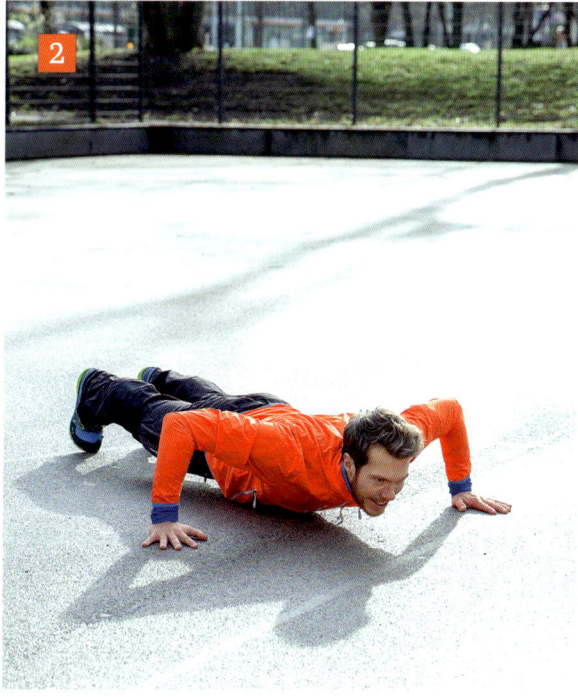

20 Knie-Liegestütz

1 Hocken Sie sich schulterbreit auf die Knie.
Die Hände etwas über schulterbreit aufstellen
und in einer Linie mit den Schultern positionieren. Oberschenkel, Gesäß, Rücken und Kopf
bilden eine Gerade. **2** Senken Sie den Oberkörper kontrolliert ab. Achten Sie darauf, dass
Sie nicht ins Hohlkreuz fallen oder einen Buckel
machen. Spannen Sie permanent Gesäß und
Bauch an.

TIPP: *Je weniger Beugung
in der Hüfte, desto effektiver ist
diese Übung.*

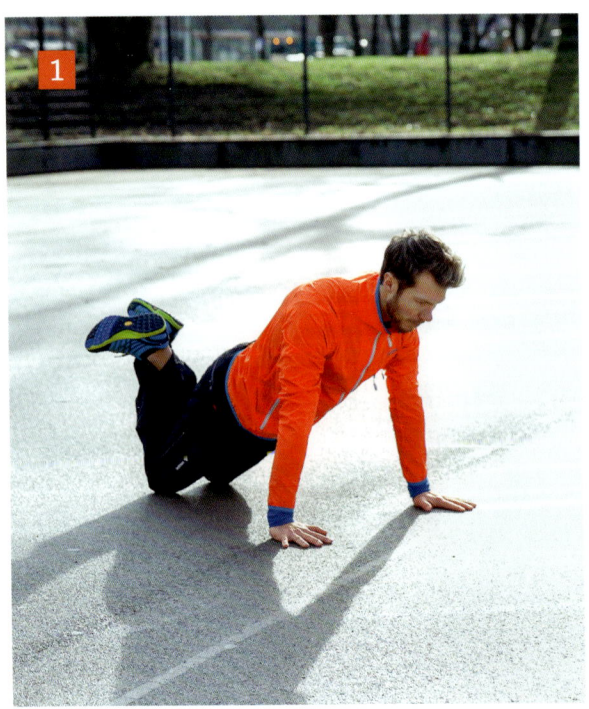

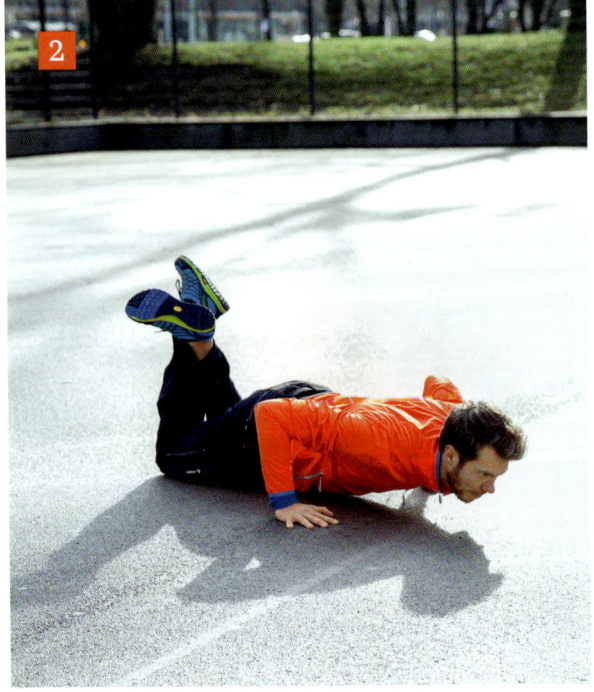

21 Knie-Liegestütz (einarmig)

1 Hocken Sie sich schulterbreit auf die Knie. Die Hände etwas über schulterbreit aufstellen und in einer Linie mit den Schultern positionieren. Oberschenkel, Gesäß, Rücken und Kopf bilden eine Gerade. Die rechte Hand auf den Rücken legen (Lendenwirbelsäule). Spannen Sie permanent Gesäß und Bauch an. **2** Senken Sie den Oberkörper kontrolliert ab. Achten Sie darauf, dass Sie nicht ins Hohlkreuz fallen oder einen Buckel machen.

TIPP: *Wer es nicht schafft, sich mit einem Arm wieder hochzudrücken, lässt sich anfangs nur absenken.*

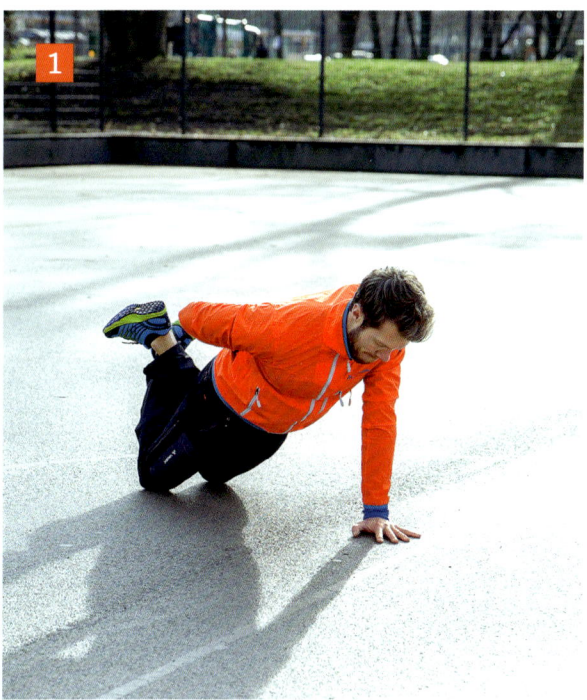
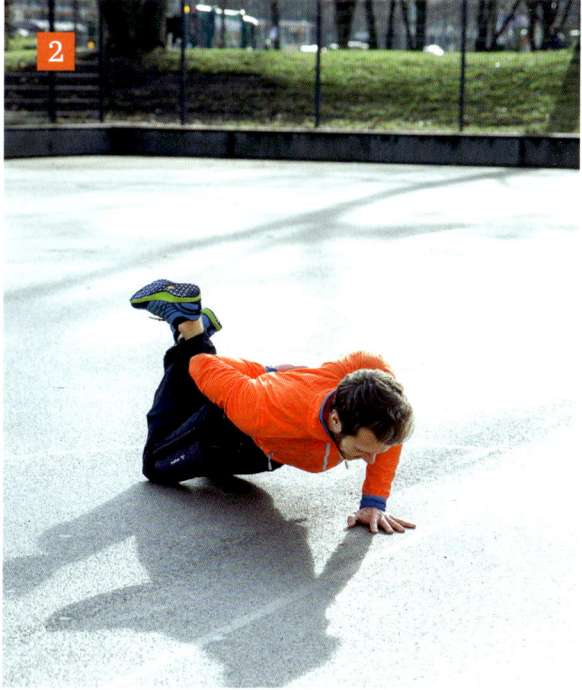

22 Fall-Liegestütz

1 Setzten Sie sich auf die Knie. Strecken Sie die Arme vor sich, die Ellenbogen dabei leicht gebeugt. **2** Lassen Sie sich nun nach vorn fallen. Fangen Sie den Aufprall mit Ihren Händen und Armen ab. Die Hände kommen etwas über schulterbreit auf und stehen in einer Linie mit den Schultern. Oberschenkel, Gesäß, Rücken und Kopf bilden eine Gerade. Spannen Sie permanent Gesäß und Bauch an. Begeben Sie sich wieder in die Ausgangsposition.

TIPP: *Achten Sie auf einen weichen und sauberen Unter-grund.*

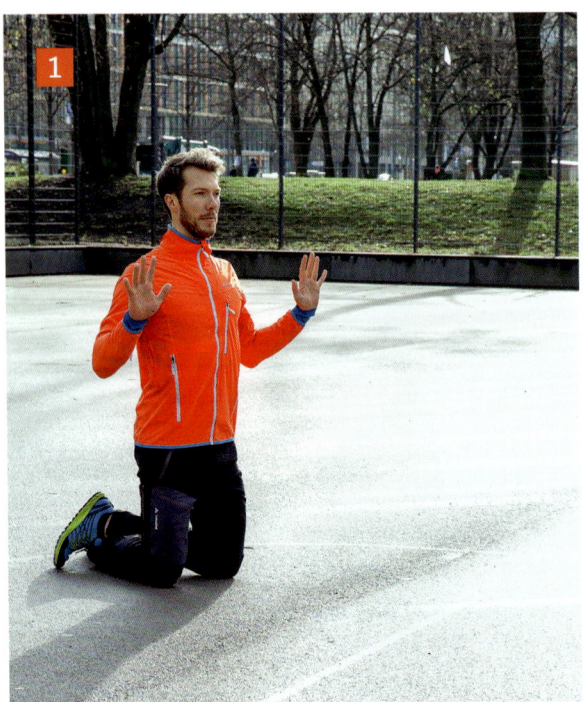

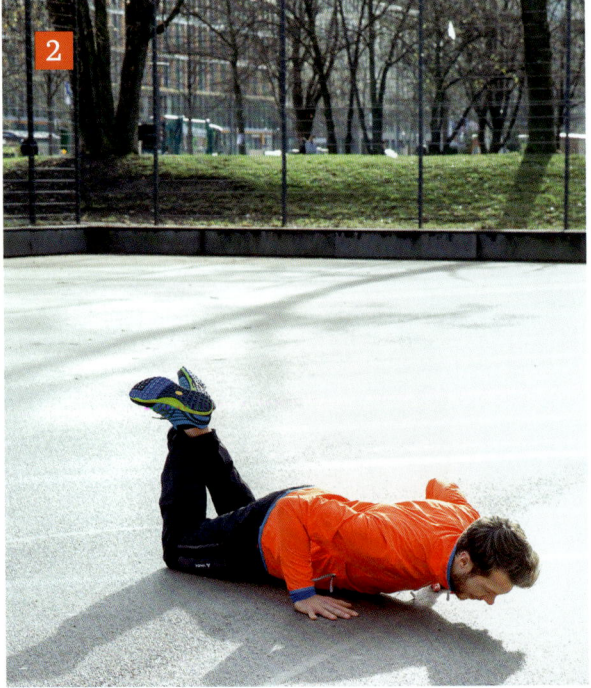

23 Einbein-Liegestütz

1 Stellen Sie sich auf die Zehen. Die Füße schulterbreit. Die Hände etwas über schulterbreit aufstellen und in einer Linie mit der Schulter positionieren. Beine, Gesäß, Rücken und Kopf bilden eine Gerade. Heben Sie jetzt das linke Bein gestreckt ab. **2** Senken Sie den Oberkörper kontrolliert ab. Achten Sie darauf, dass Sie nicht ins Hohlkreuz fallen oder einen Buckel machen. Spannen Sie permanent Gesäß und Bauch an.

TIPP: Um die Übung einfacher zu machen, können Sie anfangs auch nur beim Absenken das Bein abheben.

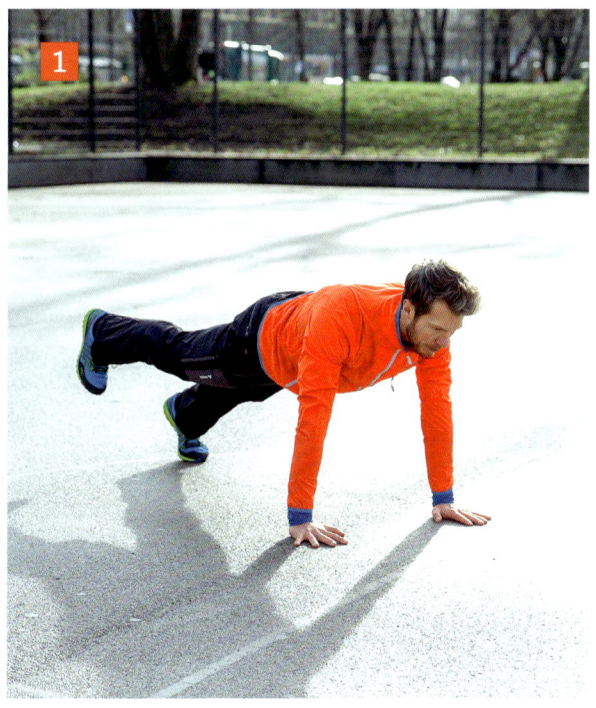

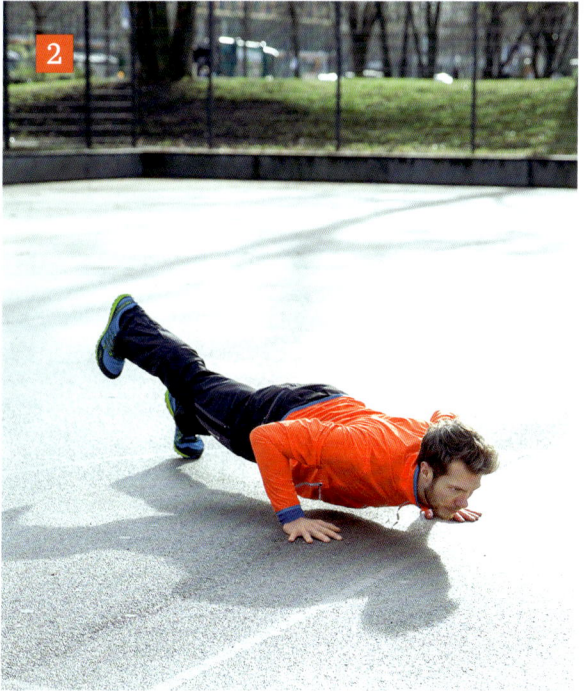

24 Zick-Zack-Liegestütz

1 Stellen Sie sich auf die Zehen. Die Füße schulterbreit. Eine Hand etwa zehn Zentimeter über Ihrer Schulter. Die andere Hand etwa zehn Zentimeter unter Ihrer Schulter. Beine, Gesäß, Rücken und Kopf bilden eine Gerade. **2** Senken Sie den Oberkörper kontrolliert ab. Achten Sie darauf, dass Sie nicht ins Hohlkreuz fallen oder einen Buckel machen. Spannen Sie permanent Gesäß und Bauch an.

TIPP: *Fangen Sie mit einem leichten Versatz an und steigern Sie den Abstand der Hände von Mal zu Mal.*

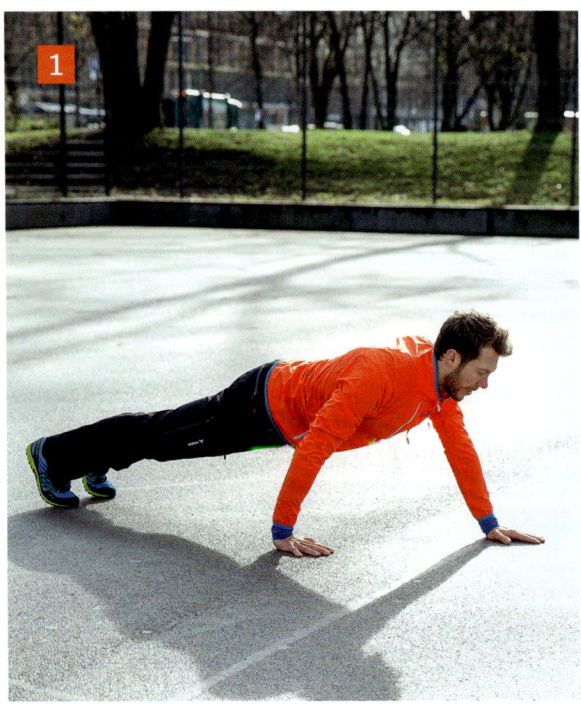

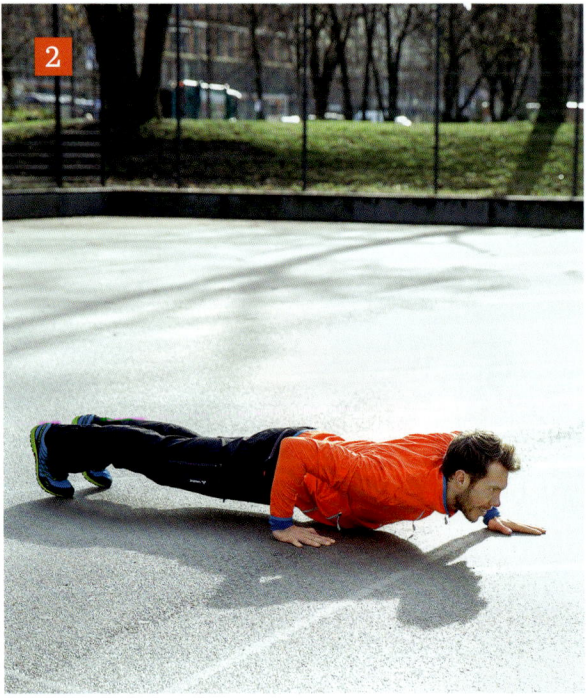

25 Spiderman-Liegestütz

1 Stellen Sie sich auf die Zehen. Die Füße schulterbreit. Die Hände etwas über schulterbreit aufstellen und in einer Linie mit der Schulter positionieren. Beine, Gesäß, Rücken und Kopf bilden eine Gerade. **2** Während Sie sich in den Liegestütz absenken, ziehen Sie ein Knie hoch zum Ellbogen der selben Seite. Drücken Sie Ihren Körper wieder hoch, und bringen Sie das angehobene Bein zurück in die Ausgangsposition. Wechseln Sie die Seiten.

TIPP: *Wer es schwerer möchte, verharrt einige Sekunden in der angewinkelten Position.*

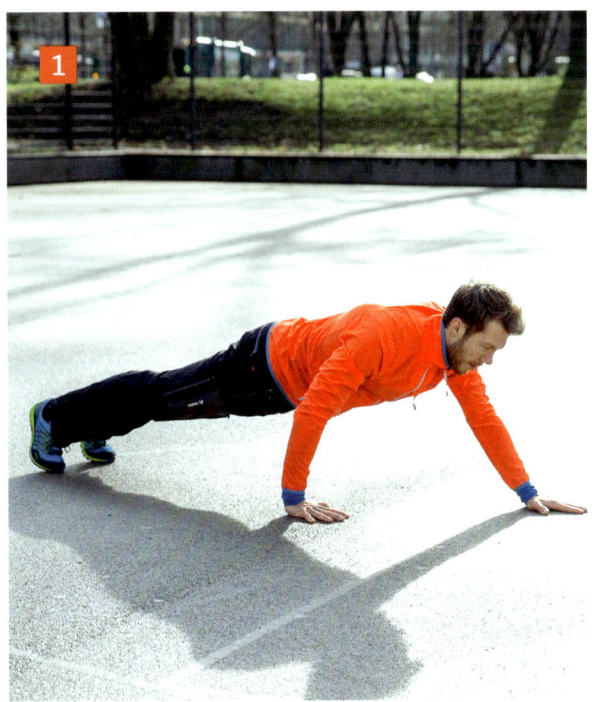

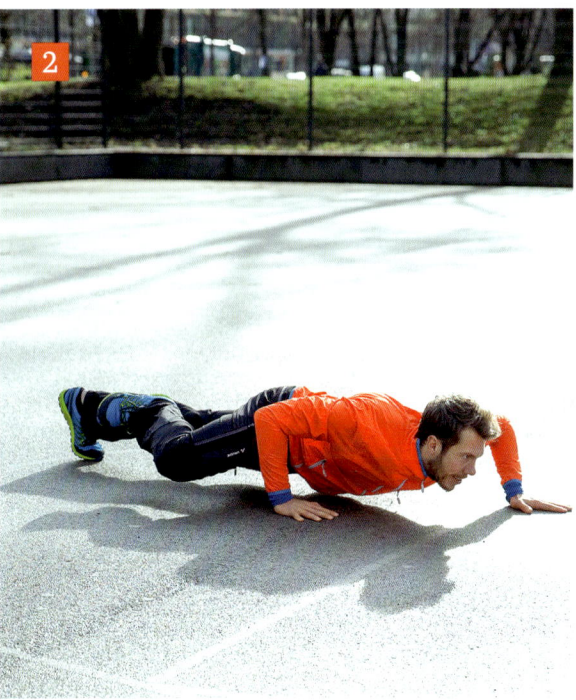

26 Rückwärts-Liegestütz

1 Stellen Sie sich auf die Zehen. Die Füße schulterbreit. Die Hände etwas über schulterbreit rückwärts (die Finger zeigen Richtung Füße) aufstellen und in einer Linie mit der Schulter positionieren. Beine, Gesäß, Rücken und Kopf bilden eine Gerade. **2** Senken Sie den Oberkörper kontrolliert ab und drücken Sie sich wieder hoch. Achten Sie darauf, dass Sie nicht ins Hohlkreuz fallen oder einen Buckel machen. Spannen Sie permanent Gesäß und Bauch an.

TIPP: *Wem das Hochdrücken zu schwer ist, der kann anfangs auch nur absenken.*

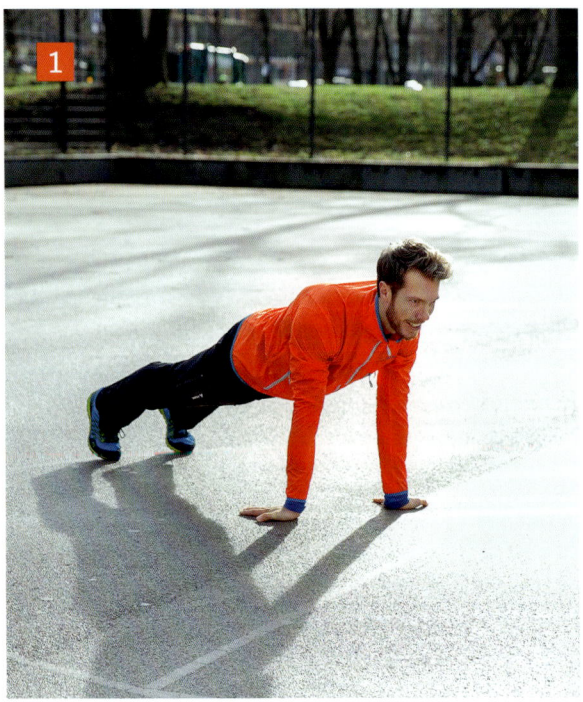

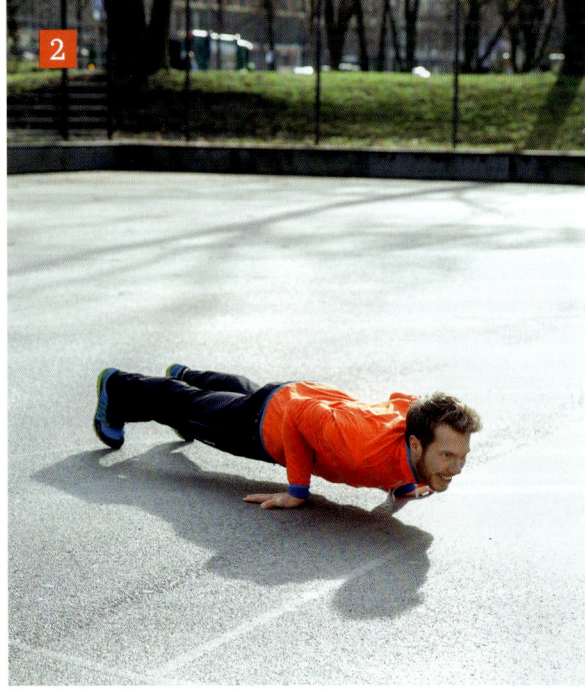

27 Armwander-Liegestütz

1 Stellen Sie sich auf die Zehen. Die Füße schulterbreit. Die Hände etwa 1,5-fach schulterbreit aufstellen und in einer Linie mit der Schulter positionieren. Beine, Gesäß, Rücken und Kopf bilden eine Gerade. **2** Senken Sie den Oberkörper so ab, dass der linke Arm mehr Belastung erhält (linker Ellenbogen mehr gebeugt).
3 In der untersten Position schieben Sie den Oberkörper Richtung rechten Arm und drücken Sie sich dann wieder in die Ausgangsposition zurück.

TIPP: *Auch hier gilt: Je breiter die Füße stehen, desto einfacher ist es, die Position zu halten.*

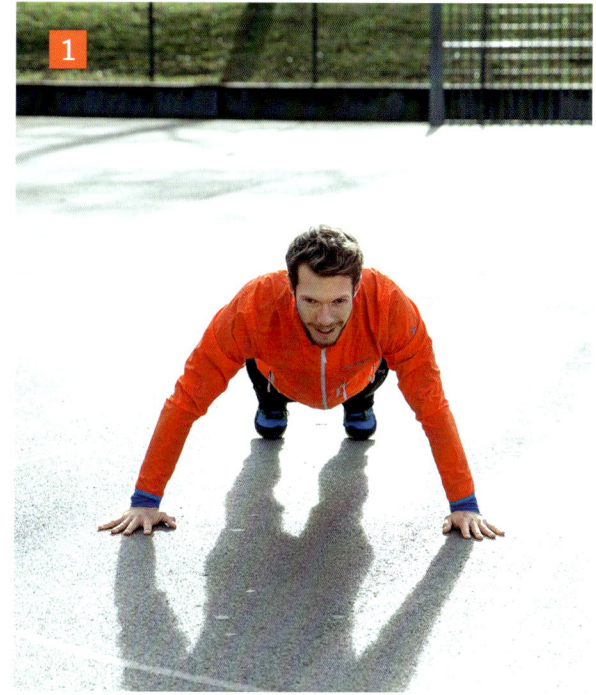

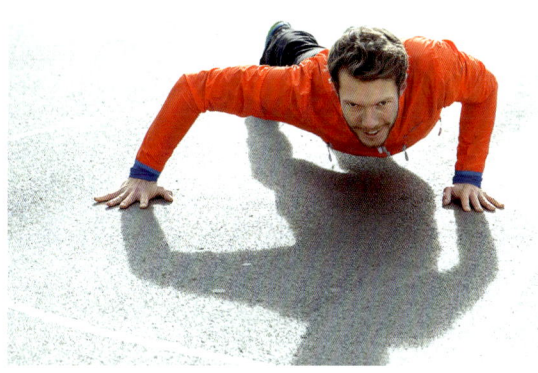

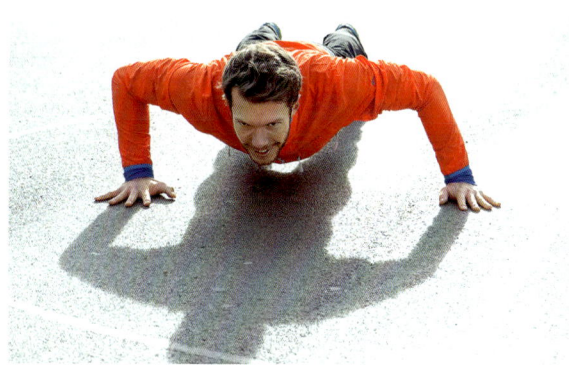

28 Taucher

1 Setzen Sie Hände und Füße schulterbreit auf den Boden. Beides voll gestreckt. Heben Sie das Gesäß an. Der Winkel zwischen Bauch und Oberschenkel sollte 90 Grad betragen. **2** Senken Sie den Oberkörper nach vorn, bis die Ellenbogen etwas unter 90 Grad gebeugt sind. Schieben Sie den Oberkörper unter eine gedachte Linie, die die Ellenbogen verbindet, hindurch. **3** Strecken Sie die Arme durch, bis der Oberkörper aufgerichtet ist. Danach die Bewegung in entgegengesetzter Richtung ausführen, um in die Ausgangsposition zu gelangen.

TIPP: *Einfacherer Rückweg: Becken anheben, bis Rumpf und Oberschenkel im rechten Winkel sind. Arme bleiben gestreckt.*

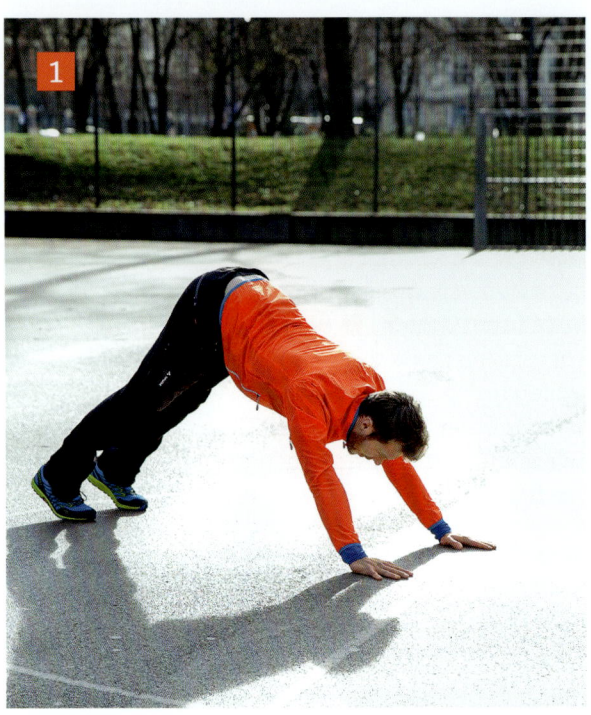

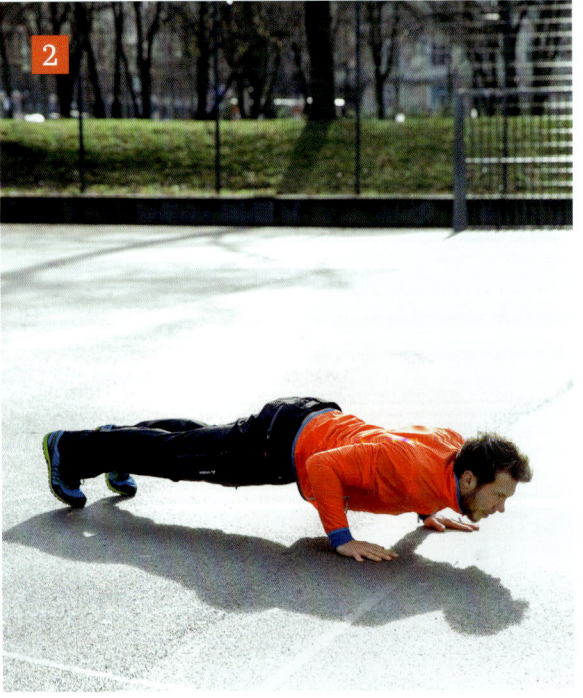

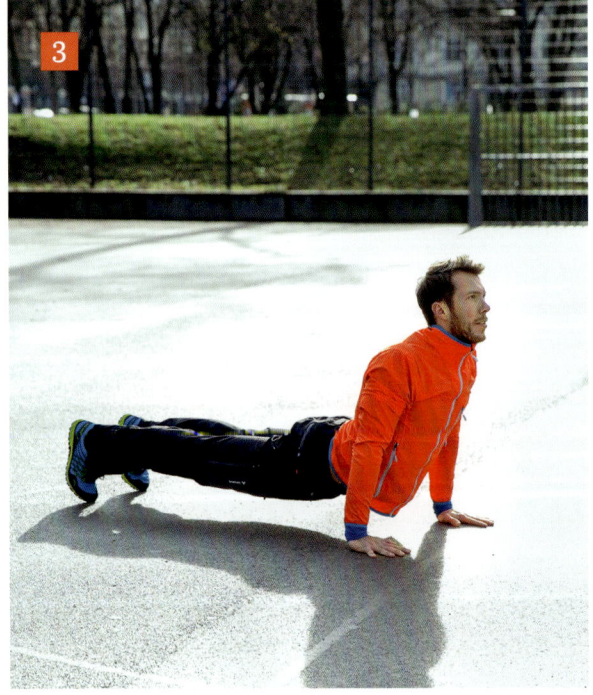

29 Ellenbogen-Liegestütz

1 Stellen Sie sich auf die Zehen. Die Füße schulterbreit. Die Hände etwas über schulterbreit aufstellen und in einer Linie mit der Schulter positionieren. Beine, Gesäß, Rücken und Kopf bilden eine Gerade. **2** Beugen Sie den linken Ellenbogen und stellen setzen ihn auf dem Boden ab. **3** Danach den rechten Ellenbogen. Jetzt strecken Sie den linken Ellenbogen wieder und richten sich auf. Wechseln Sie nach jeder Wiederholung die Anfangsseite.

TIPP: *Auch hier sollten Sie auf eine weiche Unterlage achten.*

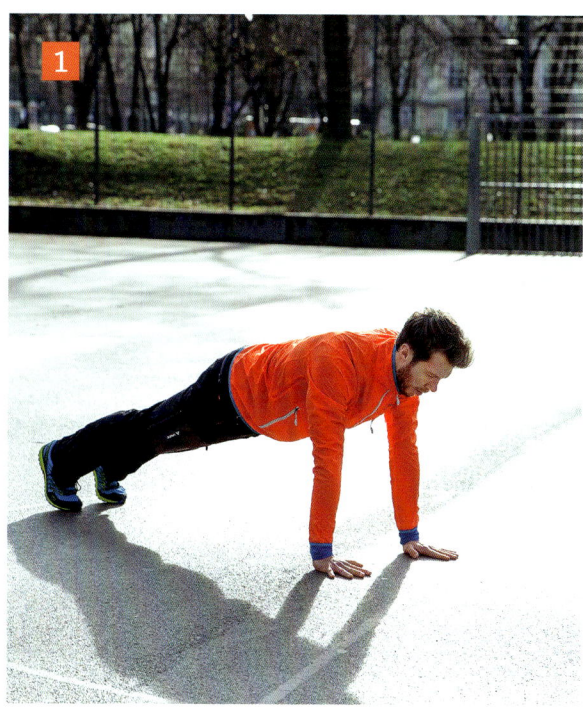

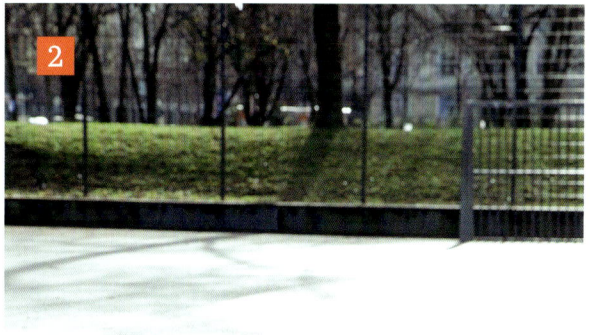

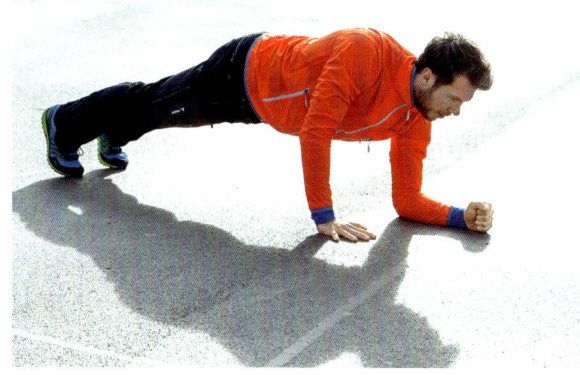

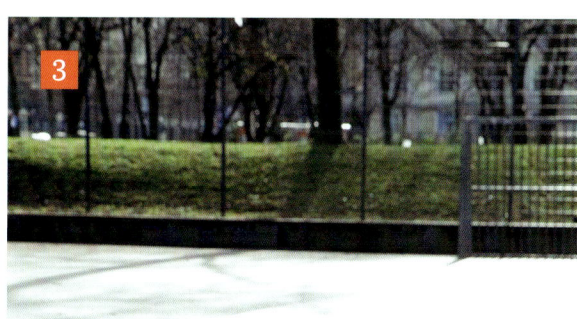

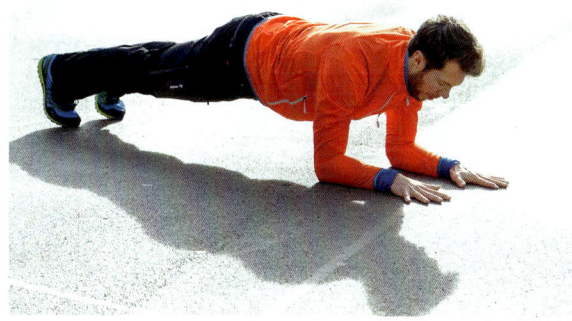

30 Säge-Liegestütz

1 Stellen Sie sich auf die Zehen. Die Füße schulterbreit. Die Hände etwas über schulterbreit aufstellen und in einer Linie mit der Schulter positionieren. Beine, Gesäß, Rücken und Kopf bilden eine Gerade. **2** Schieben Sie sich jetzt mit Ihren Zehen nach vorn (wer will, kann die Arme auch breiter aufstellen), sodass die Hände auf Brusthöhe sind. Danach ziehen Sie sich zurück, bis die Hände vor den Schultern stehen.

TIPP: *Die Übung fordert die Bauchmuskeln extrem. Achten Sie deshalb vermehrt darauf, nicht mit dem Gesäß wegzusacken.*

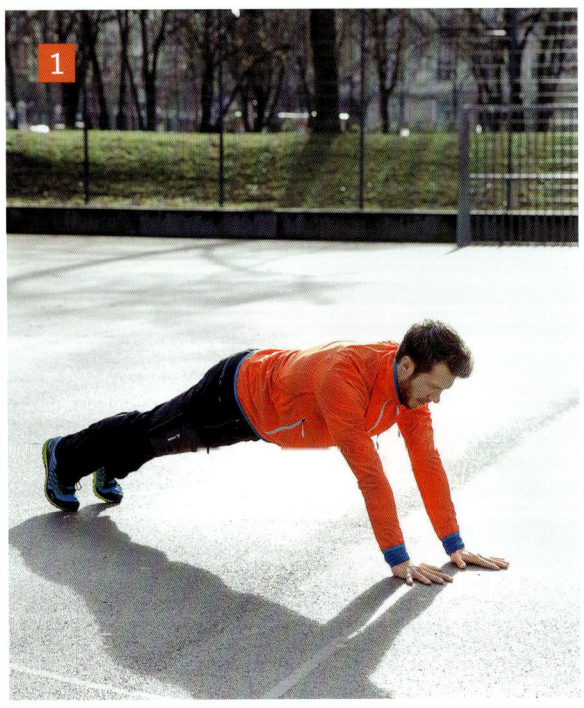
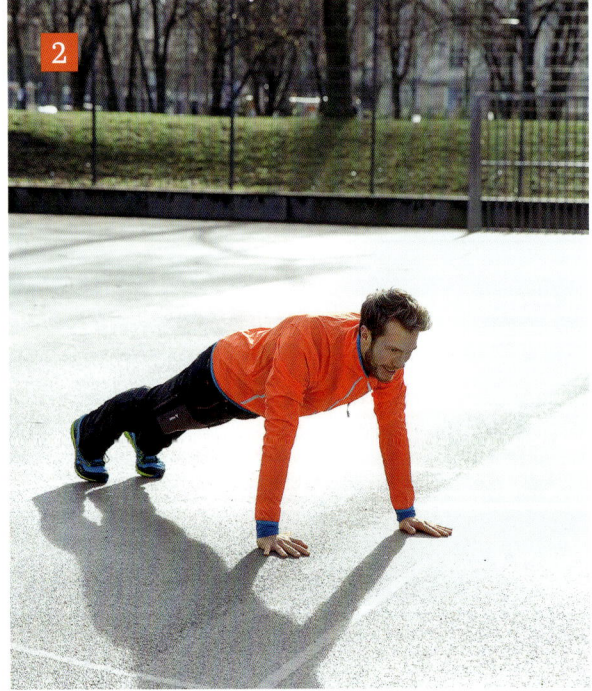

31 Sprung-Liegestütz

1 Stellen Sie sich auf die Zehen. Die Füße schulterbreit. Die Hände etwas über schulterbreit aufstellen und in einer Linie mit der Schulter positionieren. Beine, Gesäß, Rücken und Kopf bilden eine Gerade. **2** Senken Sie den Oberkörper kontrolliert ab bis die Brust auf dem Boden liegt. Beim Herunterlassen führen Sie die Ellenbogen dicht am Körper. **3** Drücken Sie sich explosionsartig vom Boden ab und klatschen Sie in die Hände. Danach landen Sie in der Ausgangslage.

TIPP: *Wer es nicht schafft zu klatschen, kann versuchen, nur die Hände beim Hochdrücken vom Boden zu bekommen.*

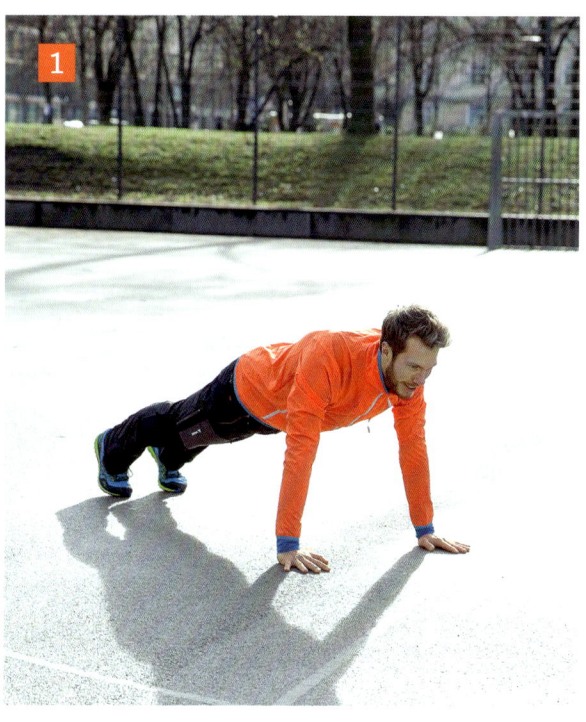

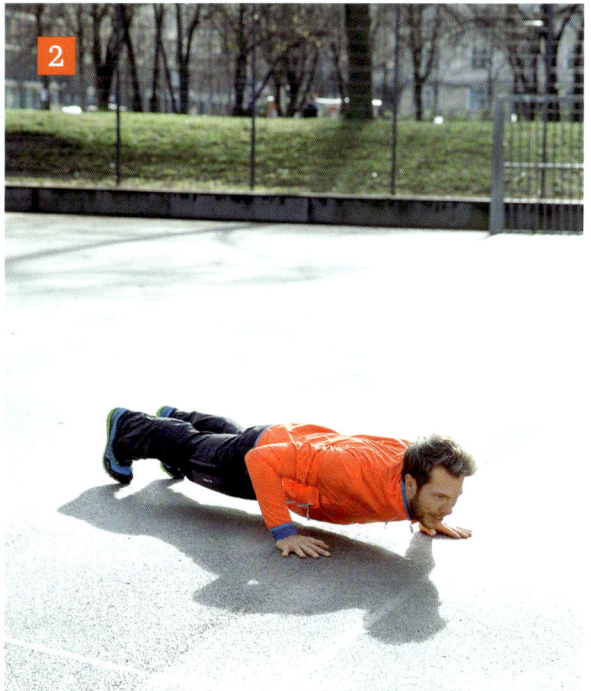

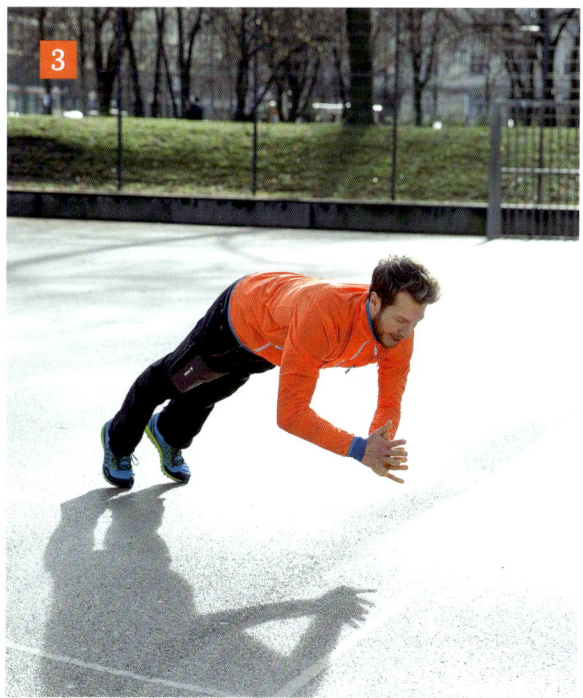

32 Airpushup

1 Stellen Sie sich auf die Zehen. Die Füße schulterbreit. Die Hände etwas über schulterbreit aufstellen und in einer Linie mit der Schulter positionieren. Beine, Gesäß, Rücken und Kopf bilden eine Gerade. **2** Senken Sie den Oberkörper kontrolliert ab bis die Brust auf dem Boden liegt. Beim Herunterlassen führen Sie die Ellenbogen dicht am Körper. **3** Heben Sie die Hände an (Arme strecken). Danach zurück in die Ausgangsposition.

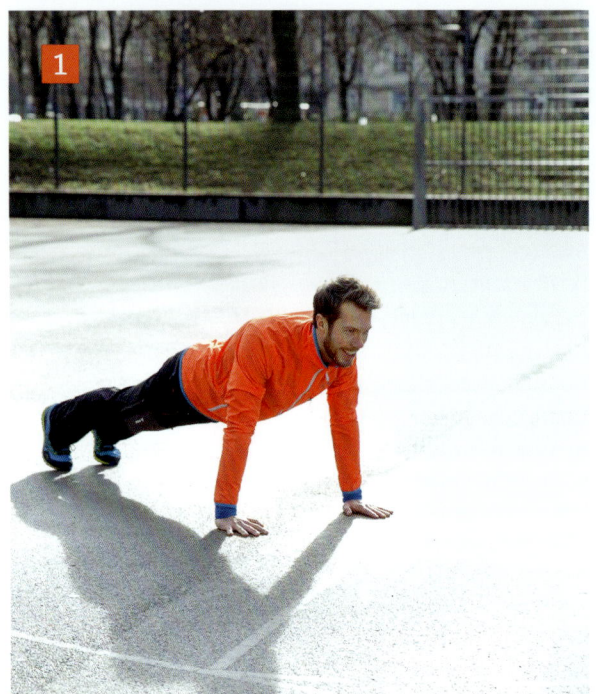

TIPP: Das Wichtige bei dieser Übung ist das Hochziehen der Ellenbogen und das Abheben der Hände. Versuchen Sie deshalb, die Hände so hoch wie möglich zu bekommen.

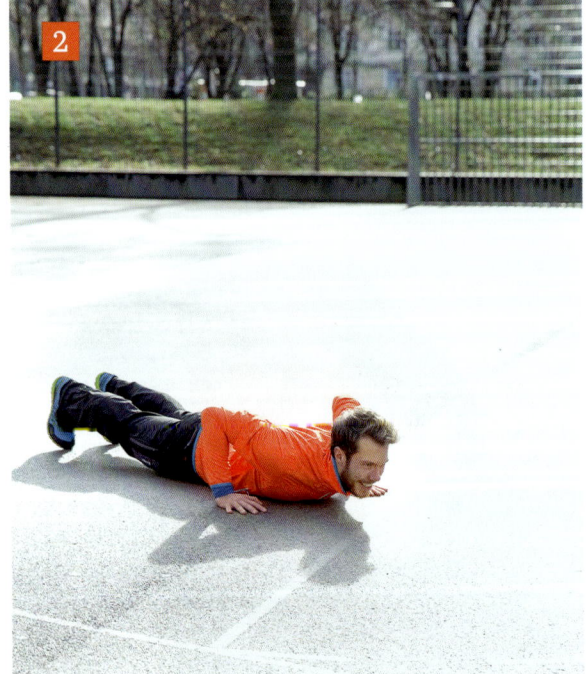

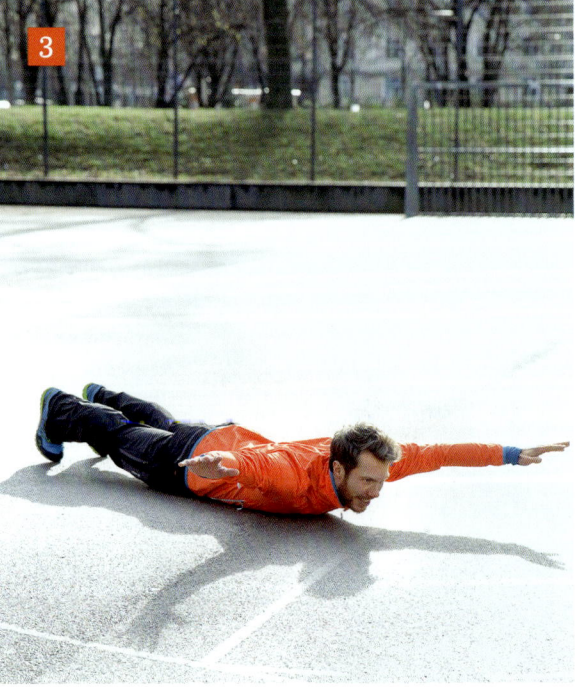

33 Seit-Liegestütz

1 Legen Sie sich seitlich auf den Boden, die Beine sind ausgestreckt und übereinander gelegt. Greifen Sie mit der Hand des unteren Arms die obere Schulter. Die andere Hand positionieren Sie auf dem Boden vor Ihrem Körper, die Finger zeigen in Richtung Kopf.

2 Drücken Sie jetzt den Oberkörper vom Boden ab, indem Sie sich mit dem Arm am Boden nach oben drücken, und zwar so lange, bis der Arm beinahe gestreckt ist. Danach kontrolliert in die Ausgangsposition zurück.

TIPP: *Versuchen Sie, in einer Geraden zu bleiben und nicht mit den Schultern nach vorn oder mit der Hüfte nach hinten zu rollen.*

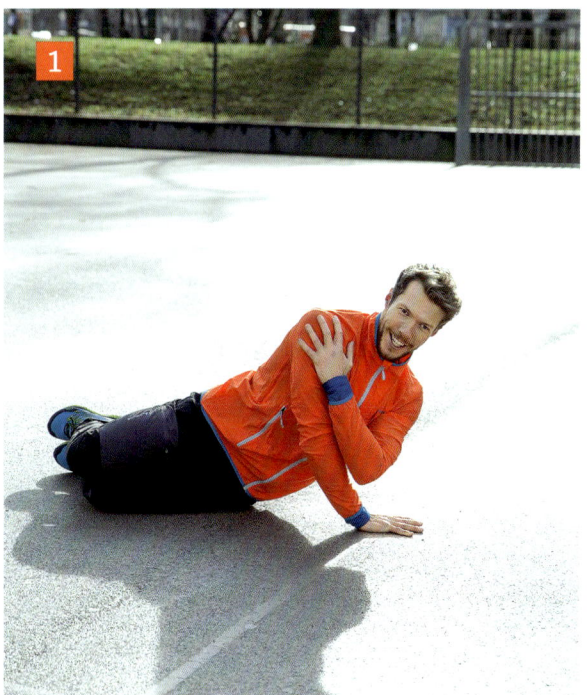
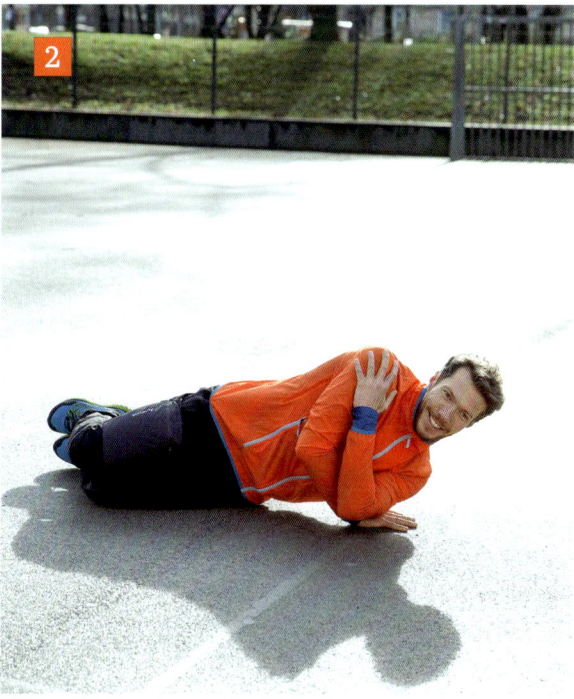

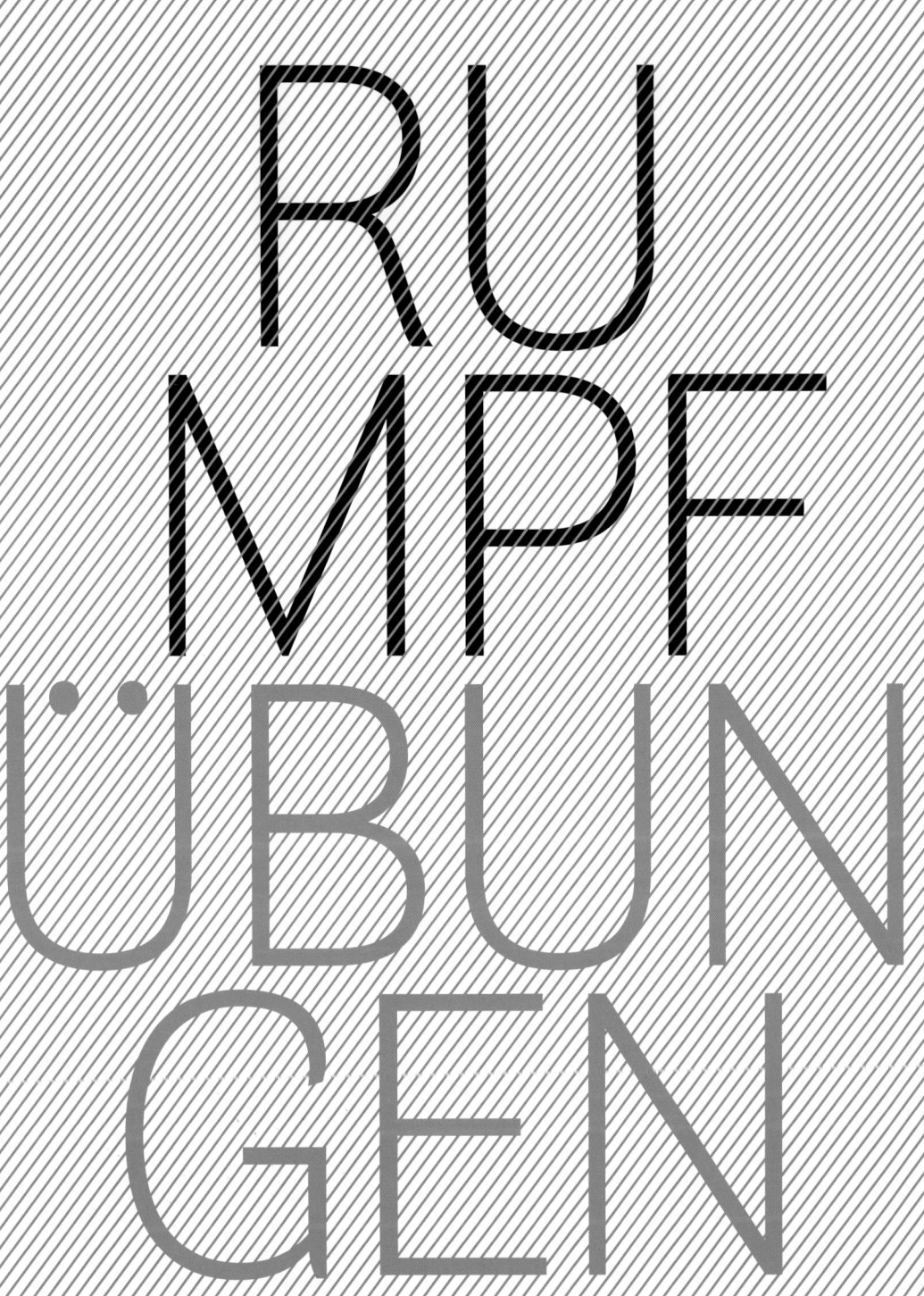

RU
MPF
ÜBUN
GEN

35 Brücke (normal)

1 Setzen Sie sich auf Ihr Gesäß und winkeln Sie die Beine an. Die Füße stellen Sie etwa hüftbreit auf. Die Arme direkt unter Ihren Schultern.
2 Drücken Sie nun die Hüfte nach oben, so weit wie möglich. Versuchen Sie, Oberschenkel, Hüfte, Bauch und Schultern in einer Linie zu halten. Halten Sie diese Position ein Intervall lang.

TIPP: *Achten Sie darauf, Ihren Körper in einer Position zu halten, vermeiden Sie Auf- und Abbewegungen. Die Füße sollten sich direkt unter Ihren Knien befinden, damit Sie einen sicheren Stand haben.*

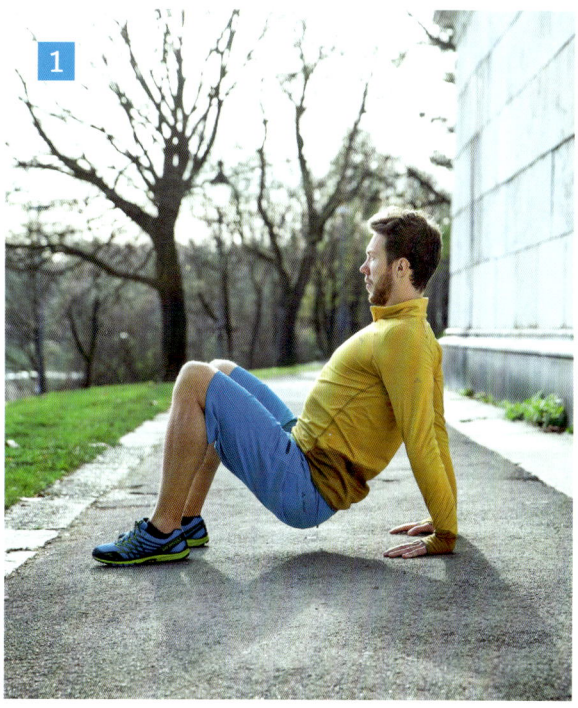

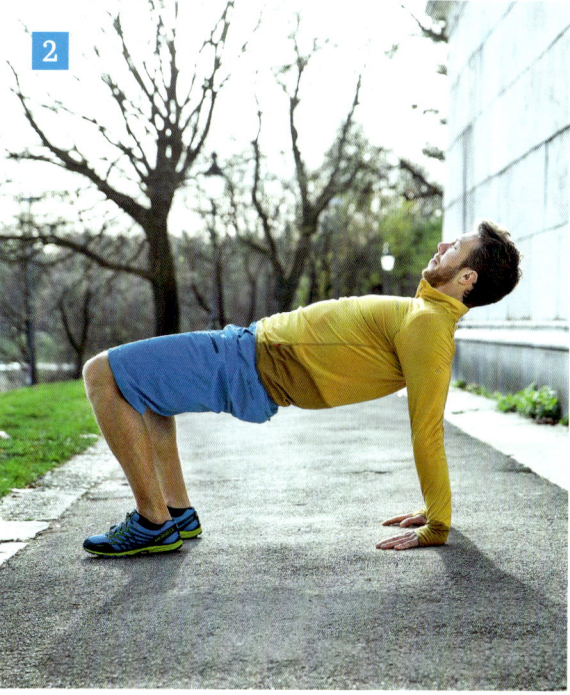

36 Brücke (einbein)

1 Setzen Sie sich auf Ihr Gesäß und winkeln Sie die Beine an. Die Füße stellen Sie etwa hüftbreit auf. Die Arme direkt unter Ihren Schultern. Heben Sie nun ein Bein gestreckt hoch, sodass es in einer Linie mit dem anderen Oberschenkel steht. **2** Drücken Sie nun die Hüfte nach oben, so weit wie möglich. Das angehobene Bein in der Position halten. Versuchen Sie, den anderen Oberschenkel, Hüfte, Bauch und Schultern in einer Linie zu halten. Halten Sie diese Position ein Intervall lang.

TIPP: *Achten Sie darauf, dass Sie nicht mit der Hüfte zu einer Seite abkippen.*

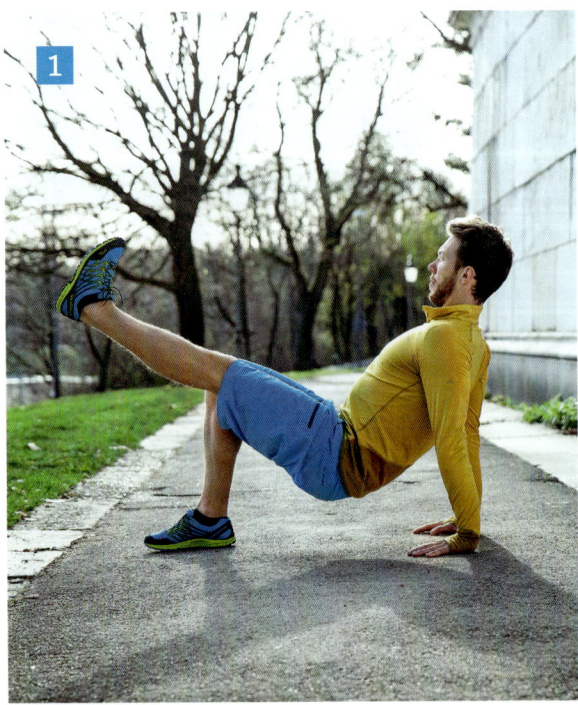

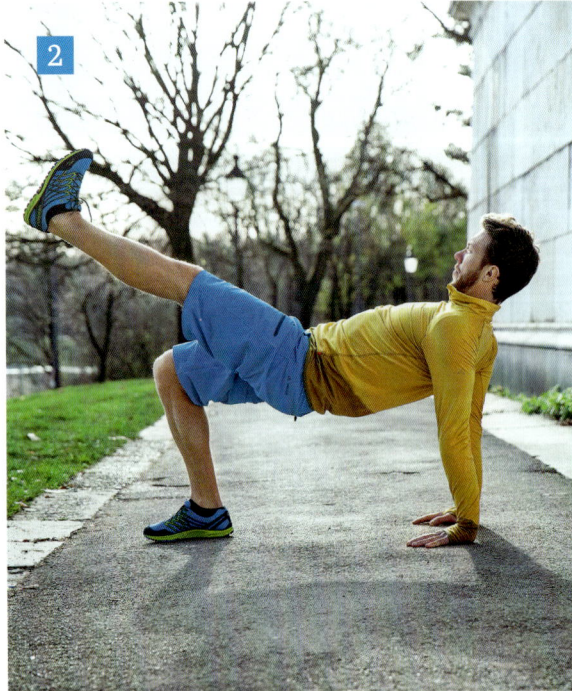

37 Brücke (Ellenbogen)

1 Setzen Sie sich auf Ihr Gesäß und winkeln Sie die Beine an. Die Füße stellen Sie etwa hüftbreit auf. Die Ellenbogen direkt unter Ihren Schultern.
2 Drücken Sie nun die Hüfte nach oben, so weit wie möglich. Versuchen Sie, Oberschenkel, Hüfte, Bauch und Schultern in einer Linie zu halten. Halten Sie diese Position ein Intervall lang.

TIPP: *Diese Übung zeigt neben der Gesäßaktivierung die Beweglichkeit der Schulter auf. Sportler, die am Schreibtisch (vorgebeugt) arbeiten, haben damit Probleme.*

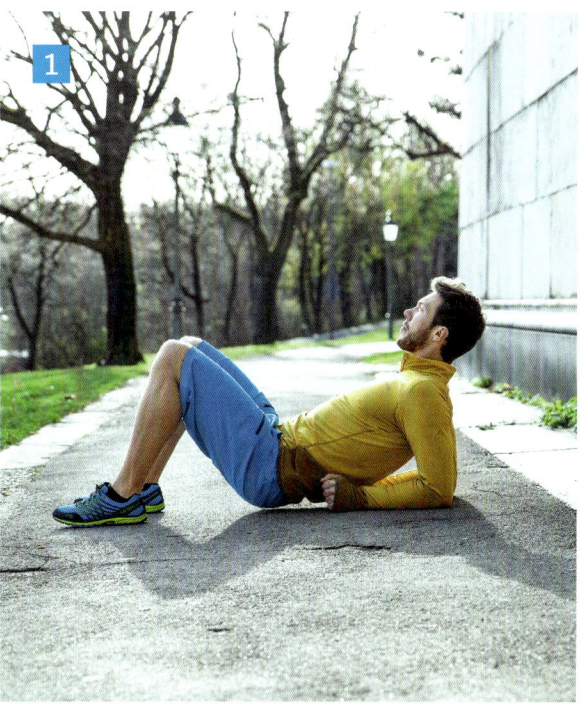

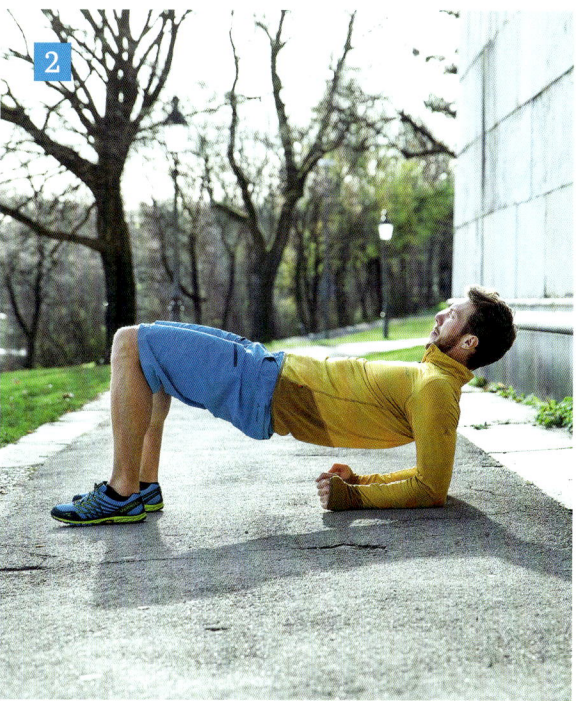

38 Brücke (Rücken)

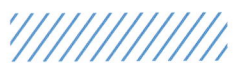 Legen Sie sich auf den Rücken und winkeln Sie die Beine an. Die Füße stellen Sie etwa hüftbreit mit der ganzen Sohle auf. Die Arme und Hände legen Sie auf den Brustkorb.

2 Drücken Sie nun die Hüfte nach oben, so weit wie möglich. Halten Sie diese Position ungefähr 30 Sekunden.

TIPP: *Ideale Übung für Anfänger. Achten Sie darauf, Ihren Körper in einer Position zu halten, vermeiden Sie Auf- und Abbewegungen.*

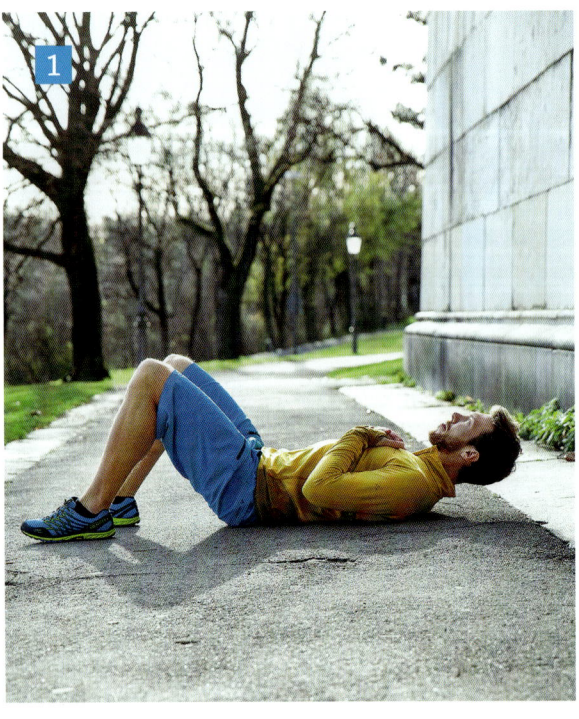

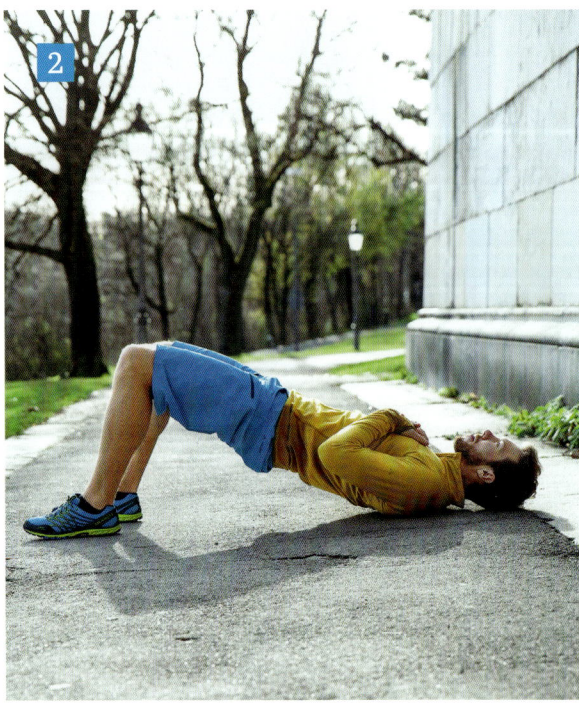

39 Brücke (Rücken, einbein)

1 Legen Sie sich auf den Rücken und winkeln Sie die Beine an. Die Füße stellen Sie etwa hüftbreit mit der ganzen Sohle auf. Heben Sie nun ein Bein gestreckt hoch, sodass es in einer Linie mit dem anderen Oberschenkel steht. Die Arme und Hände auf den Brustkorb legen.
2 Drücken Sie jetzt die Hüfte nach oben, um danach wieder abzusenken.

TIPP: *Achten Sie darauf, dass Sie mit der Hüfte nicht zur Seite des abgehobenen Beins abkippen.*

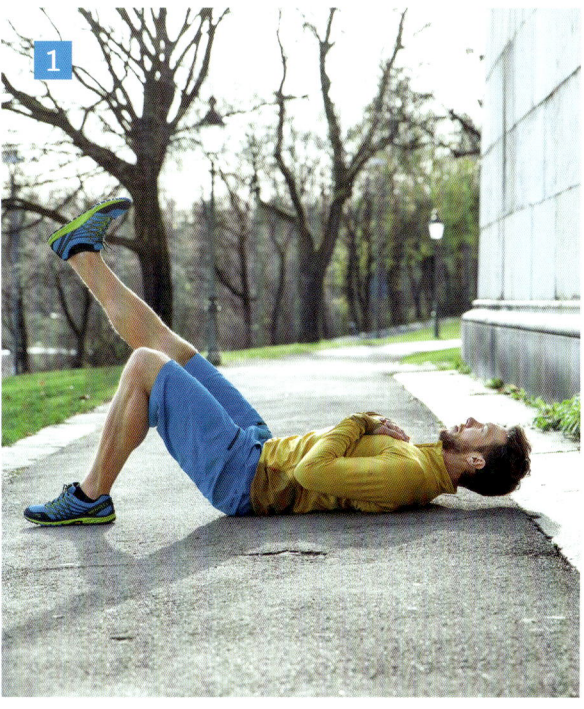

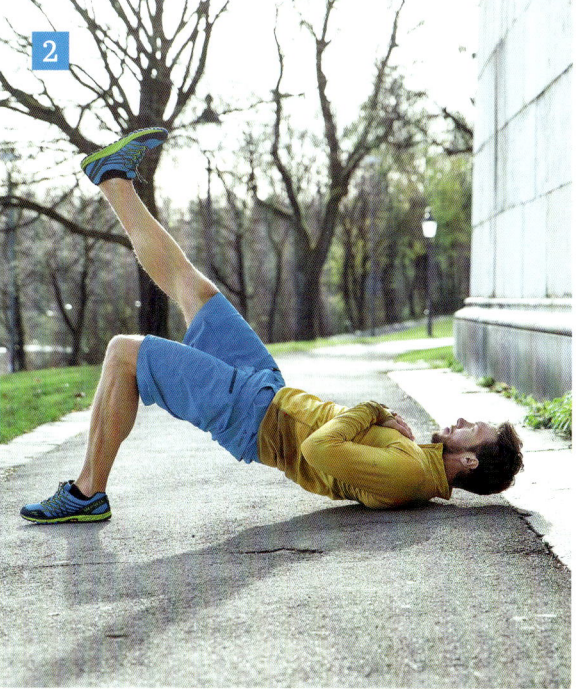

40 Brückensprung

1 Setzen Sie sich auf Ihr Gesäß und winkeln Sie die Beine an. Die Füße stellen Sie etwa hüftbreit auf. Die Arme direkt unter Ihren Schultern.
2 Drücken Sie nun die Hüfte leicht nach oben, um dann in einer schnellen Bewegung abzusenken und dann explosiv hochzuspringen. Versuchen Sie, besonders die Hüfte Richtung Decke/Himmel zu schieben. Landen Sie auf beiden Beinen und wiederholen Sie den Sprung schnell.

TIPP: *Entscheidend bei dieser Übung ist der Versuch, die Hüfte aktiv nach oben zu strecken.*

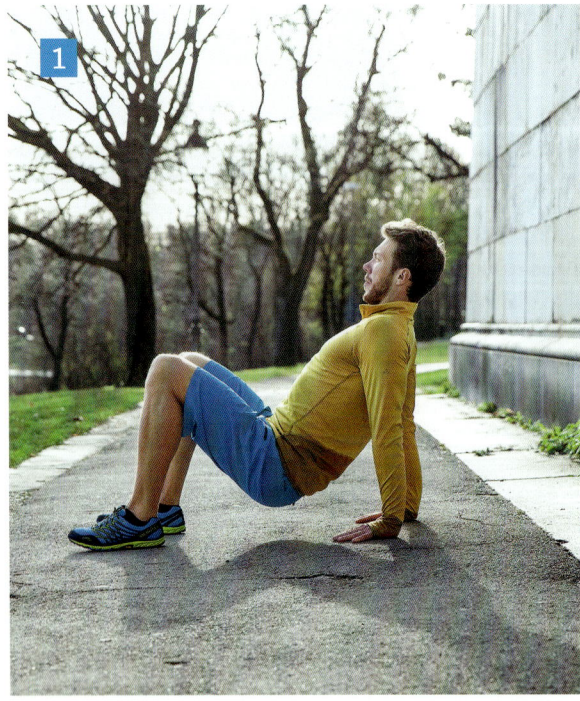

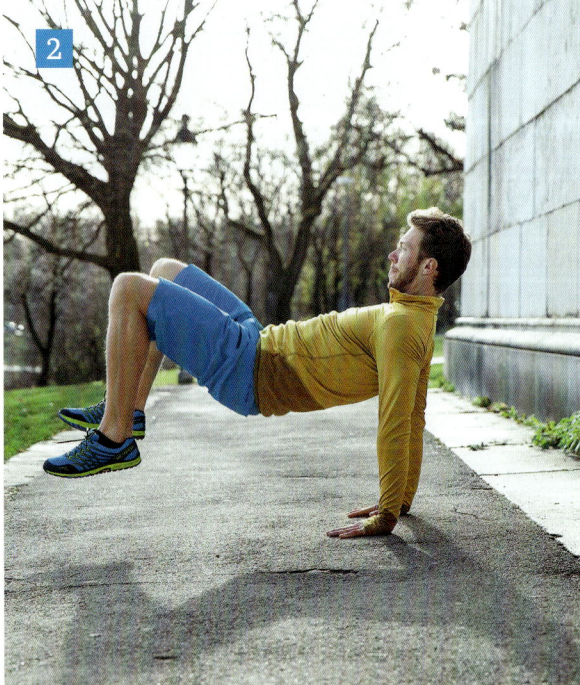

41 Brücke-Einbeinsprung

1 Setzen Sie sich auf Ihr Gesäß und winkeln Sie die Beine an. Die Füße stellen Sie etwa hüftbreit auf. Die Arme direkt unter Ihren Schultern. Heben Sie nun ein Bein gestreckt hoch, sodass es in einer Linie mit dem anderen Oberschenkel steht. **2** Drücken Sie nun die Hüfte leicht nach oben, um dann in einer schnellen Bewegung abzusenken und dann explosiv hochzuspringen. Versuchen Sie, besonders die Hüfte Richtung Himmel zu schieben. Landen Sie auf beiden Beinen und wiederholen Sie den Sprung schnell.

TIPP: *Entscheidend bei dieser Übung ist der Versuch, die Hüfte aktiv nach oben zu strecken.*

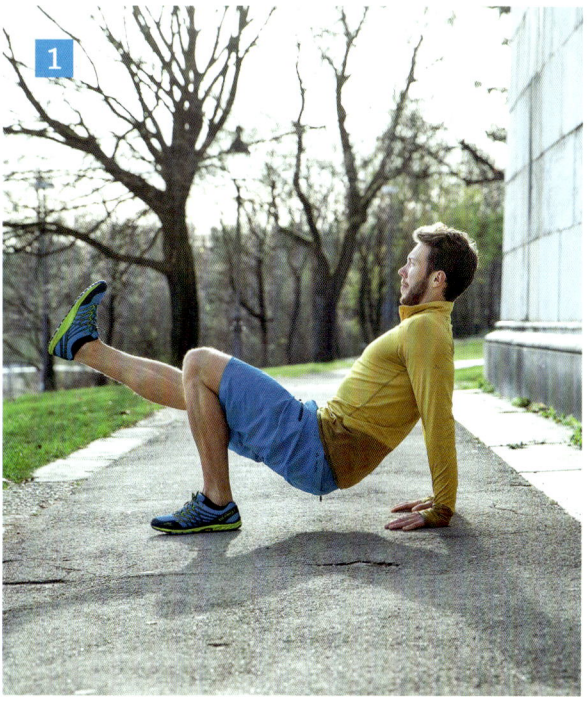

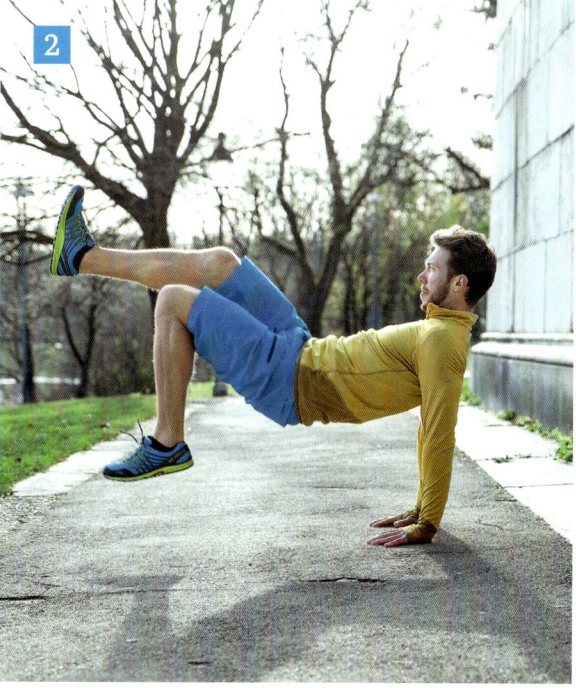

42 Krabbengang

1 2 3 Setzen Sie sich auf Ihr Gesäß und winkeln Sie die Beine an. Die Füße stellen Sie etwa hüftbreit auf. Die Arme direkt unter Ihren Schultern. Drücken Sie nun die Hüfte leicht nach oben. Beginnen Sie jetzt, auf allen Vieren zu laufen (im Schritt, nicht im Passgang).

TIPP: *Die Übung wird schwerer, je höher Sie das Becken heben.*

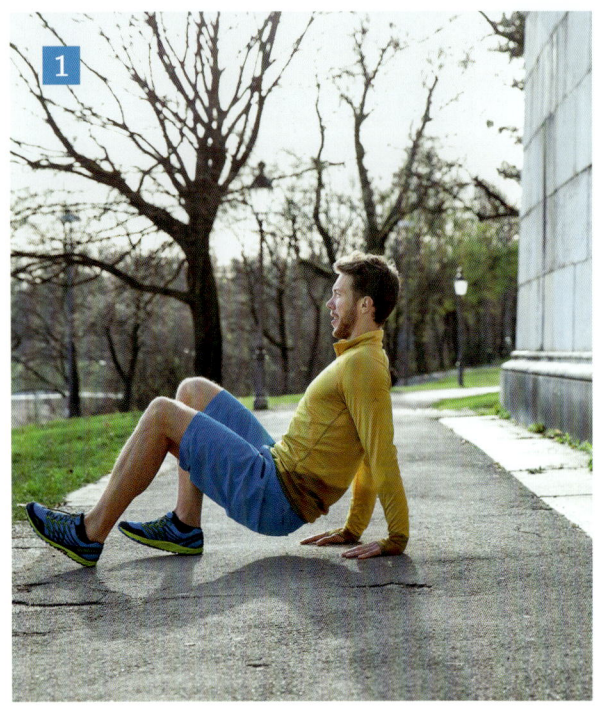

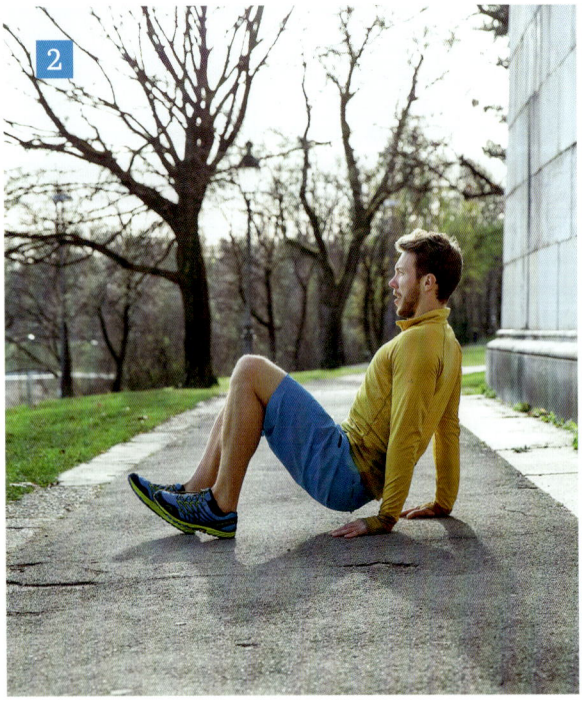

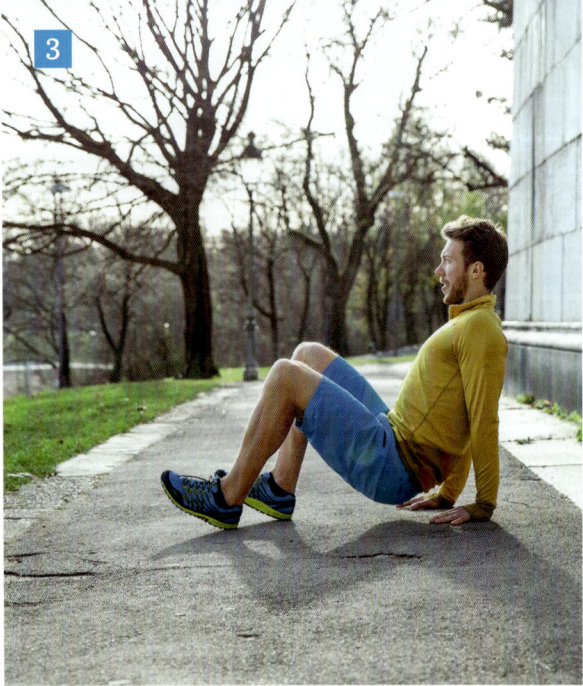

43 Supermann

 Legen Sie sich mit dem Bauch auf den Boden und strecken Sie die Arme nach vorn, die Beine nach hinten aus. Heben Sie nun gleichzeitig beide ausgestreckte Arme und Beine so weit wie möglich nach oben an. Am höchsten Punkt halten Sie die Spannung einen Intervall lang.

TIPP: *Achten Sie darauf, dass auch die Oberschenkel vom Boden abgehoben werden.*

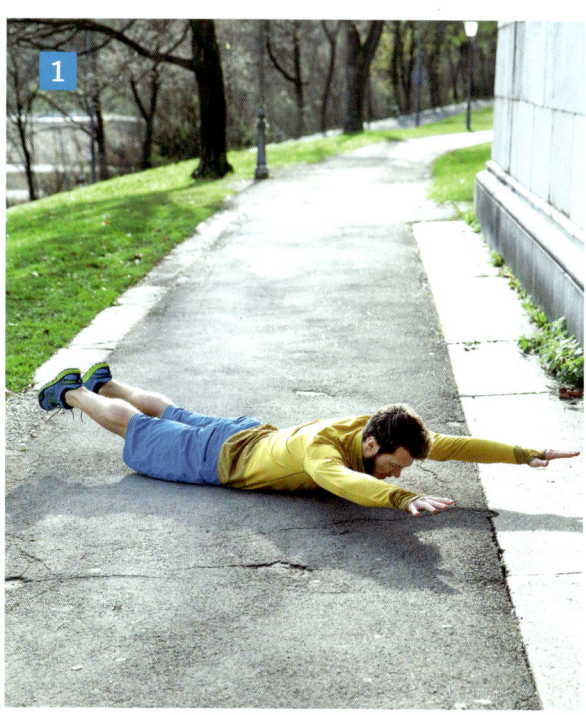

44 W-Supermann

1 Legen Sie sich mit dem Bauch auf den Boden und strecken Sie die Arme nach vorn, die Beine nach hinten aus. **2** Heben Sie nun gleichzeitig beide ausgestreckte Arme und Beine so weit wie möglich nach oben an. Führen Sie jetzt die Arme nach hinten und formen Sie den Buchstaben W. Am höchsten Punkt halten Sie die Spannung einen Intervall lang.

TIPP: *Sie können die Übung auch dynamisch gestalten und die Hände zur Brust ziehen (nicht auf dem Boden ablegen).*

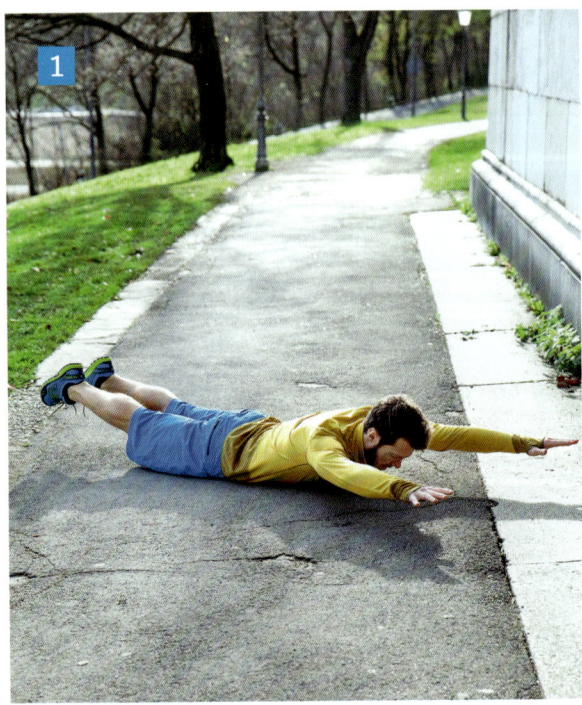

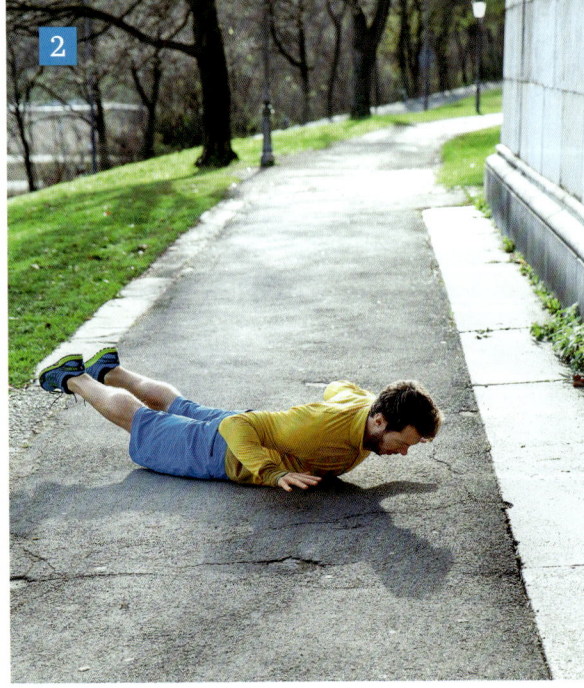

45 T-Supermann

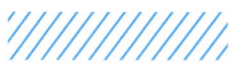 Legen Sie sich mit dem Bauch auf den Boden und strecken Sie die Arme nach vorn, die Beine nach hinten aus. 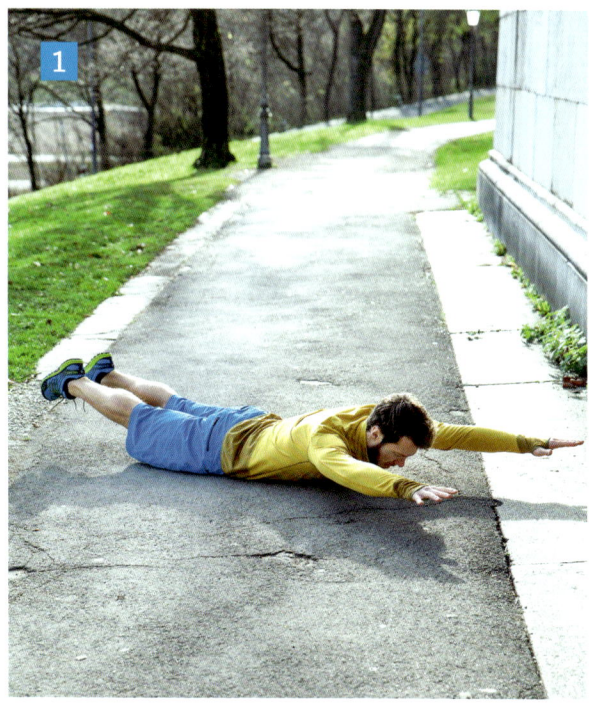 Heben Sie nun gleichzeitig beide ausgestreckte Arme und Beine so weit wie möglich nach oben an. Führen Sie jetzt die Arme nach hinten und formen Sie den Buchstaben T. Am höchsten Punkt halten Sie die Spannung einen Intervall lang.

TIPP: *Ziehen Sie die Schulterblätter nach unten, als ob Sie sie in Ihre Gesäßtasche stecken wollten.*

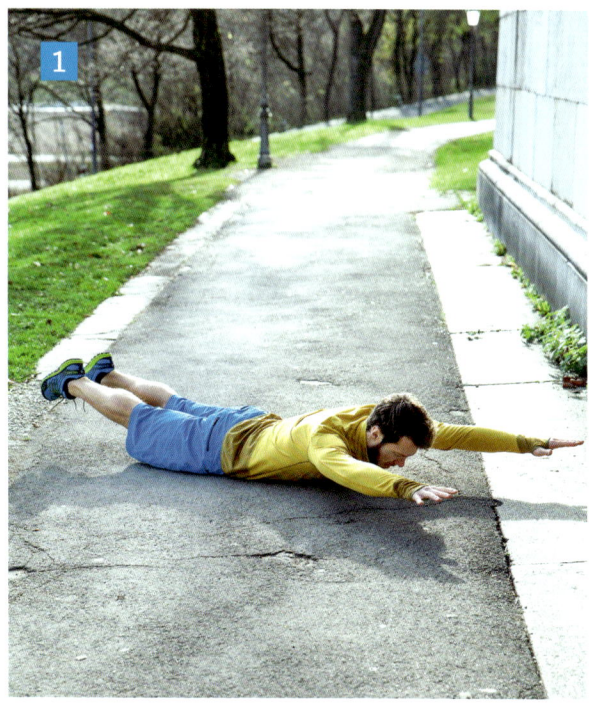

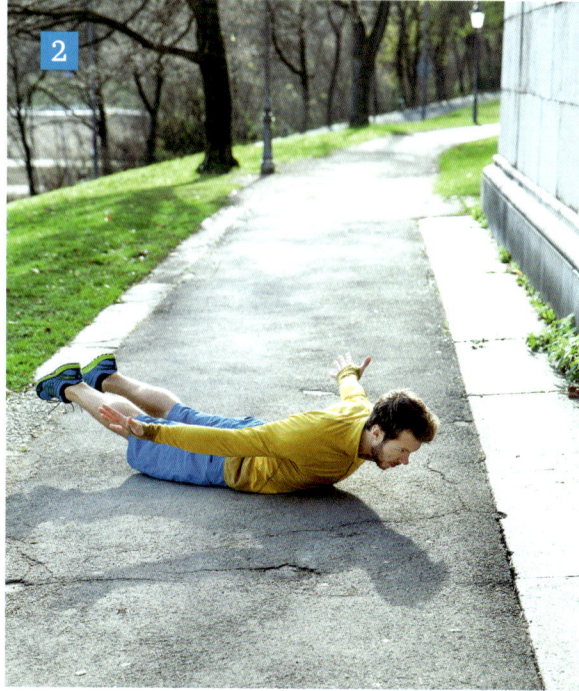

46 Y-Supermann

1 Legen Sie sich mit dem Bauch auf den Boden und strecken Sie die Arme nach vorn, die Beine nach hinten aus. Heben Sie nun gleichzeitig beide ausgestreckte Arme und Beine so weit wie möglich nach oben an. Führen Sie jetzt die Arme nach hinten und formen Sie den Buchstaben Y. Am höchsten Punkt halten Sie die Spannung einen Intervall lang.

TIPP: *Halten Sie die Hände mindestens auf Scheitelhöhe.*

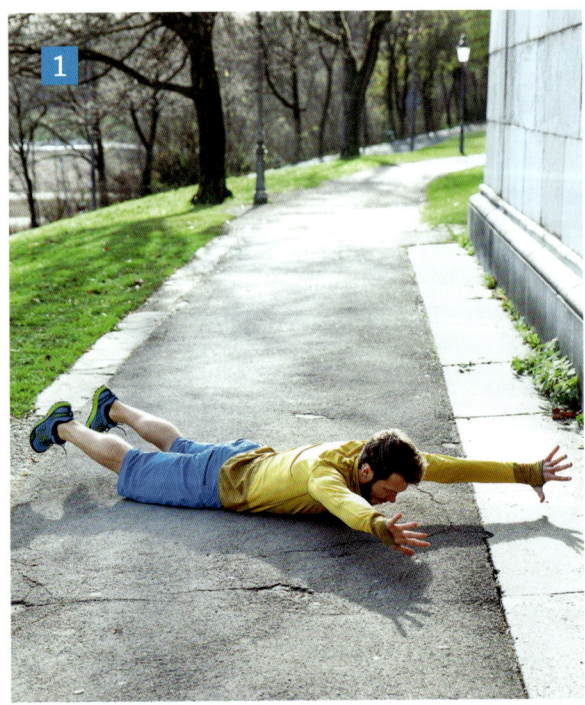

47 Stütz

1 Stellen Sie sich auf die Zehen. Die Füße schulterbreit. Die Hände etwas über schulterbreit aufstellen und in einer Linie mit der Schulter positionieren. Beine, Gesäß, Rücken und Kopf bilden eine Gerade. Spannen Sie permanent Gesäß und Bauch an und halten Sie die Position einen Intervall lang.

TIPP: *Achten Sie darauf, in den Schulterblättern nicht einzusinken.*

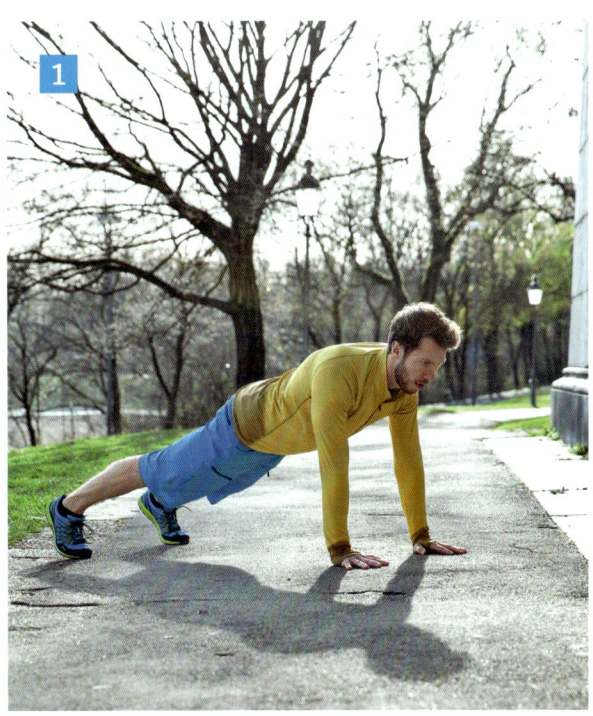

48 Einarmstütz

1 Stellen Sie sich auf die Zehen. Die Füße schulterbreit. Die Hände etwas über schulterbreit aufstellen und in einer Linie mit der Schulter positionieren. Beine, Gesäß, Rücken und Kopf bilden eine Gerade. **2** Heben Sie jetzt den linken Arm an. Er steht in der Verlängerung mit der Wirbelsäule. Spannen Sie permanent Gesäß und Bauch an und halten Sie die Position einen Intervall lang.

TIPP: *Wem das Halten zu schwer ist, der kann dynamisch die Arme wechseln.*

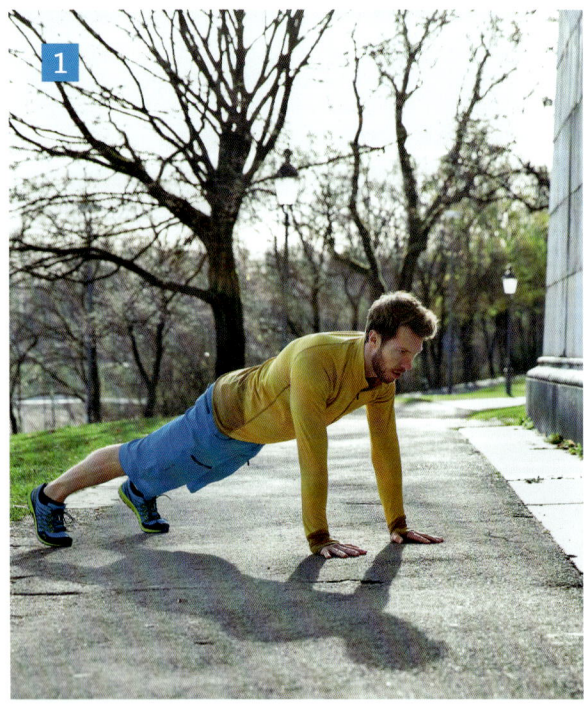

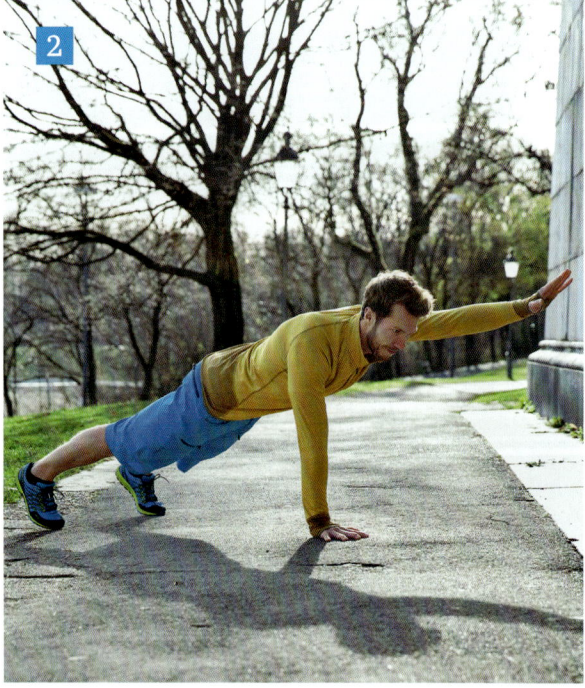

49 Einbeinstütz

1 Stellen Sie sich auf die Zehen. Die Füße schulterbreit. Die Hände etwas über schulterbreit aufstellen und in einer Linie mit der Schulter positionieren. Beine, Gesäß, Rücken und Kopf bilden eine Gerade. Heben Sie jetzt rechte Bein an. Er steht in einer Höhe mit Ihrem Gesäß. Spannen Sie permanent Gesäß und Bauch an und halten Sie die Position einen Intervall lang.

TIPP: *Kippen Sie nicht mit der Hüfte zur Seite ab.*

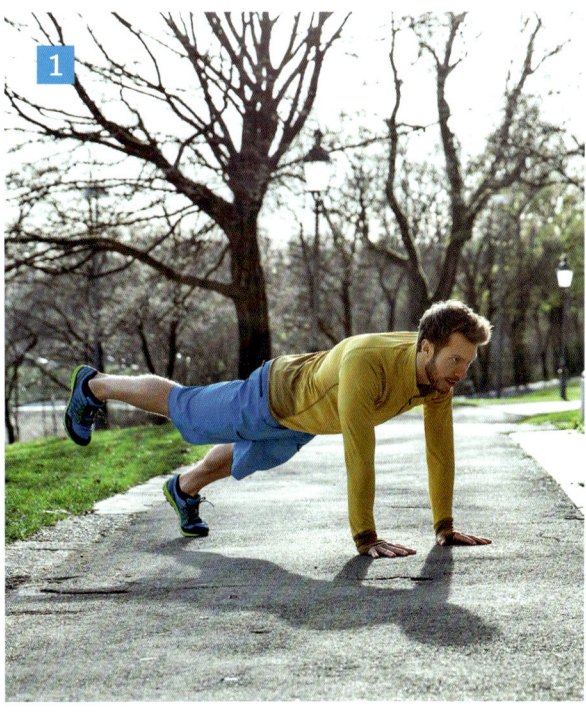

50 Einarm-Einbeinstütz

 Stellen Sie sich auf die Zehen. Die Füße schulterbreit. Die Hände etwas über schulterbreit aufstellen und in einer Linie mit der Schulter positionieren. Beine, Gesäß, Rücken und Kopf bilden eine Gerade. Heben Sie jetzt den linken Arm und das rechte Bein an. Der Arm steht in der Verlängerung der Wirbelsäule. Spannen Sie permanent Gesäß und Bauch an und halten Sie die Position einen Intervall lang.

TIPP: *Versuchen Sie, den Rumpf waagerecht haltend nicht zu verdrehen.*

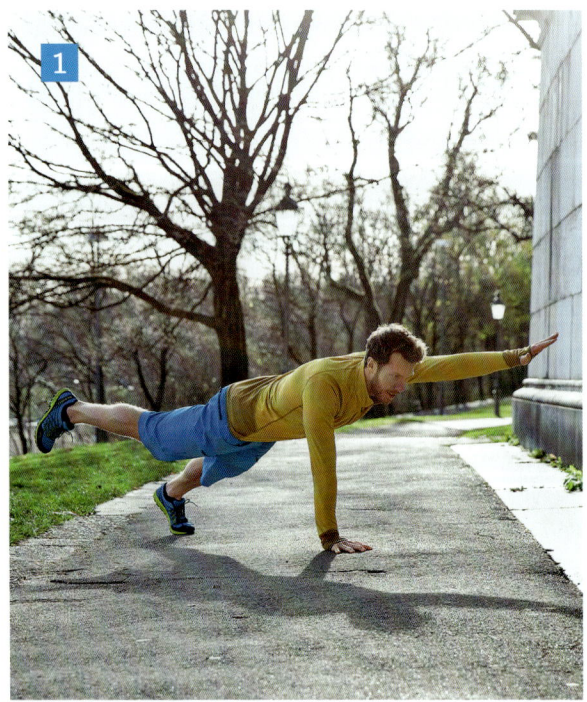

51 Rollende Banane

1 **2** **3** Legen Sie sich mit dem Rücken auf den Boden und strecken Sie die Arme nach hinten, die Beine nach vorn aus. Heben Sie nun gleichzeitig beide ausgestreckte Arme und Beine so weit wie möglich nach oben an. Nach fünf Sekunden drehen Sie sich auf die Seite, wobei Arme und Beine permanent in der Luft bleiben. Kurz halten. Dann auf den Rücken drehen. Auch hier Arme und Beinen permanent gestreckt lassen. Kurz darauf auf die andere Seite drehen, bis Sie schlussendlich in der Ausgangsposition ankommen.

TIPP: *Versuchen Sie, Arme und Beine immer in der Luft zu halten.*

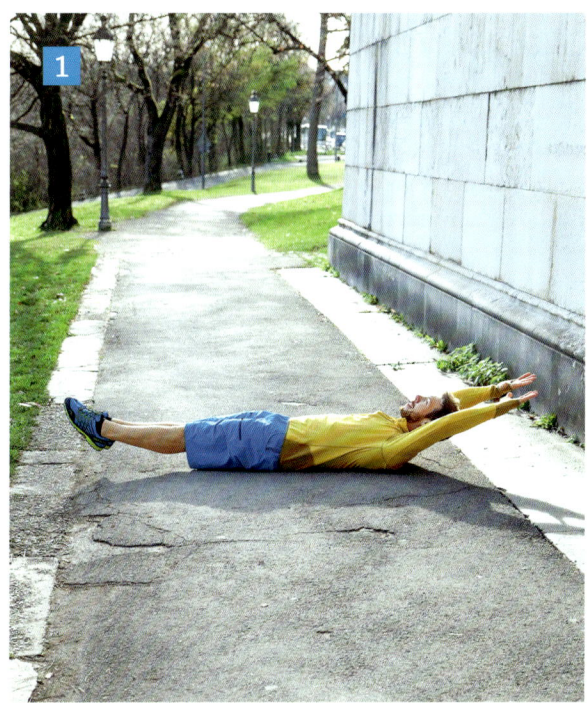

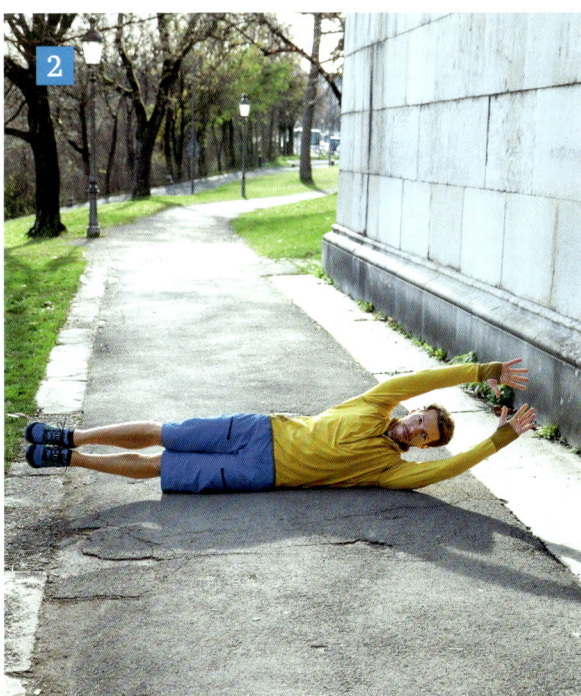

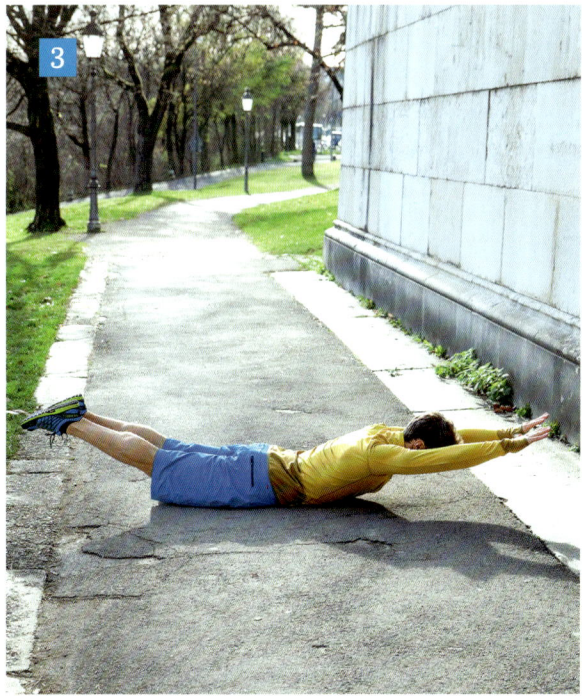

52 Knie-Seitstütz

1 Sie sitzen auf dem Boden, der linke Ellenbogen ist aufgestützt. Gehen Sie auf den linken Unterarm und drehen Sie die rechte Schulter leicht nach außen. Sie legen auf der Seite. Die Unterschenkel nach hinten angewinkelt. Heben Sie nun die Hüfte an, bis der Körper eine Gerade von Kopf bis Knie bildet. Halten Sie diese Position einen Intervall lang.

TIPP: *Dies ist die einfachste Variante des Seitstütz. Achten Sie auf eine saubere Ausführung, die Ihnen später die Progression zu den schwereren Positionen ermöglicht.*

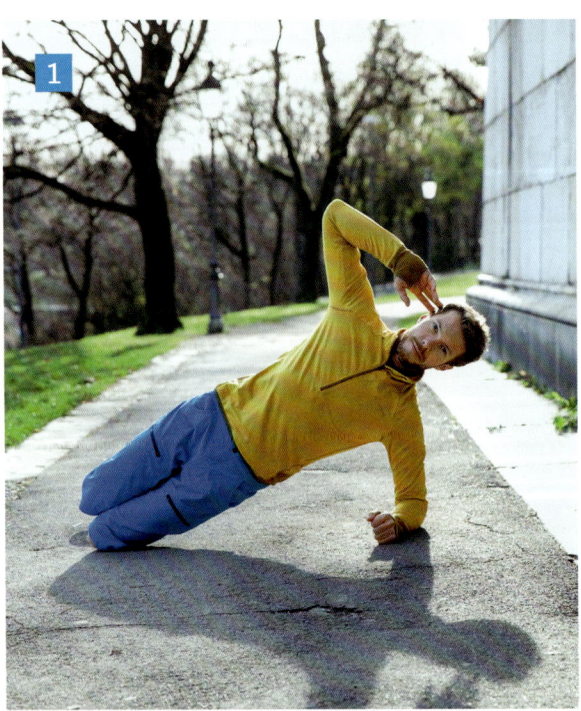

53 Seitstütz

1 Sie sitzen auf dem Boden, die linke Hand ist aufgestützt. Der rechte Arm liegt seitlich auf Rumpf und Hüfte. Gehen Sie auf den linken Unterarm und drehen Sie die rechte Schulter leicht nach außen. Strecken Sie beide Beine, bis der Körper eine Gerade bildet. Heben Sie den Po an. Halten Sie diese Position einen Intervall lang.

TIPP: *Achten Sie darauf, dass Sie mit dem Becken nicht nach vorn oder hinten ausweichen.*

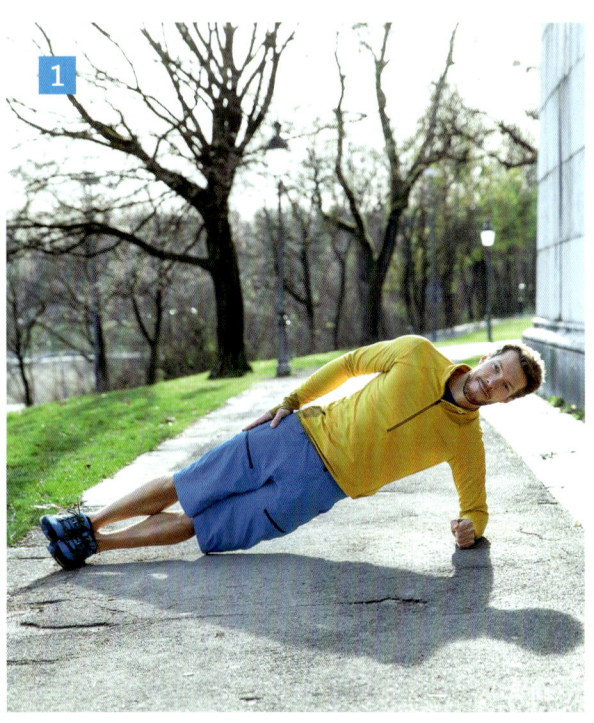

54 Seitstütz mit Arm hoch

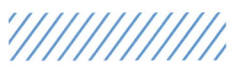 Sie sitzen auf dem Boden, die linke Hand ist aufgestützt. Den rechten Arm heben Sie gerade und gestreckt in die Luft (senkrecht). Gehen Sie auf den linken Unterarm und drehen Sie die rechte Schulter leicht nach außen. Strecken Sie beide Beine, bis der Körper eine Gerade bildet. Heben Sie den Po an. Halten Sie diese Position einen Intervall lang.

TIPP: *Achten Sie darauf, dass Ihr Arm über der Körpermitte liegt und nicht davor oder dahinter.*

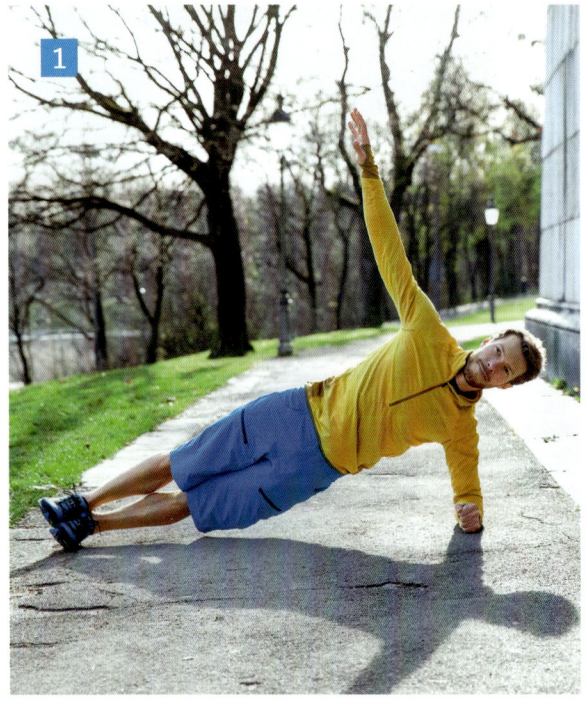

55 Seitstütz mit Arm und Bein hoch

1 Sie sitzen auf dem Boden, die linke Hand ist aufgestützt. Gehen Sie auf den linken Unterarm und drehen Sie die rechte Schulter leicht nach außen. Strecken Sie beide Beine bis der Körper eine Gerade bildet. Heben Sie den Po an. Den rechten Arm heben Sie gerade und gestreckt in die Luft (senkrecht). Spreizen Sie jetzt das rechte Bein und den rechten Arm ab. Halten Sie diese Position einen Intervall lang.

TIPP: Wer anfangs nicht einen ganzen Intervall halten kann, sollte sich auf zehn bis 20 Sekunden beschränken.

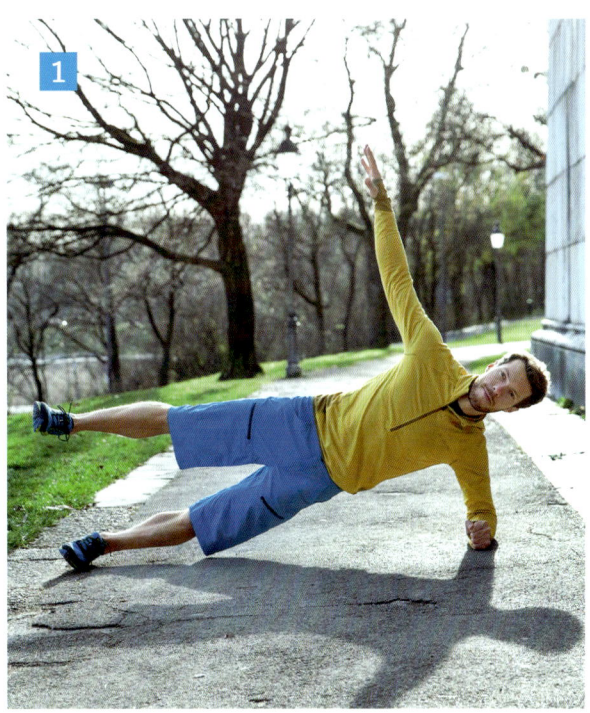

56 Unterarmstütz

1 Nehmen Sie die Liegestützhaltung ein. Anstatt auf Ihren Händen, legen Sie das Körpergewicht auf den Unterarmen ab. Ihr Körper bildet von den Schultern bis runter zu den Füßen eine Gerade. Der Kopf bleibt ebenfalls in dieser Linie. Spannen Sie Rumpf und Gesäß an und verharren Sie einen Intervall lang in dieser Position; atmen Sie weiter.

TIPP: *Achten Sie darauf, im Lauf der Übung weder in Richtung Katzenbuckel noch Richtung Hängebauch auszuweichen.*

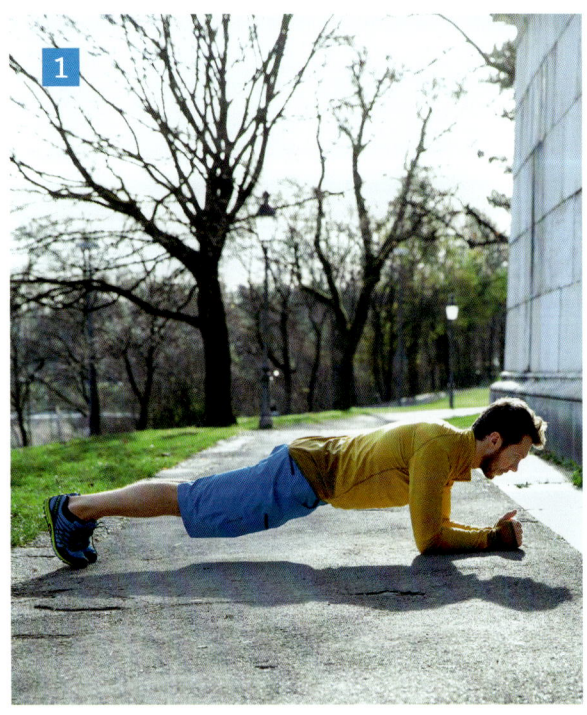

57 Unterarmstütz (einbein)

1 Nehmen Sie die Liegestützhaltung ein. Anstatt auf Ihren Händen, legen Sie das Körpergewicht auf den Unterarmen ab. Ihr Körper bildet von den Schultern bis runter zu den Füßen eine Gerade. Der Kopf bleibt ebenfalls in dieser Linie. Spannen Sie Rumpf und Gesäß an. Heben Sie das rechte Bein an (etwa so hoch, dass es mit dem erst des Körpers eine Gerade bildet). Verharren Sie einen Intervall lang in dieser Position; atmen Sie weiter.

TIPP: *Achten Sie darauf, dass Sie nicht zu einer Seite hin abkippen.*

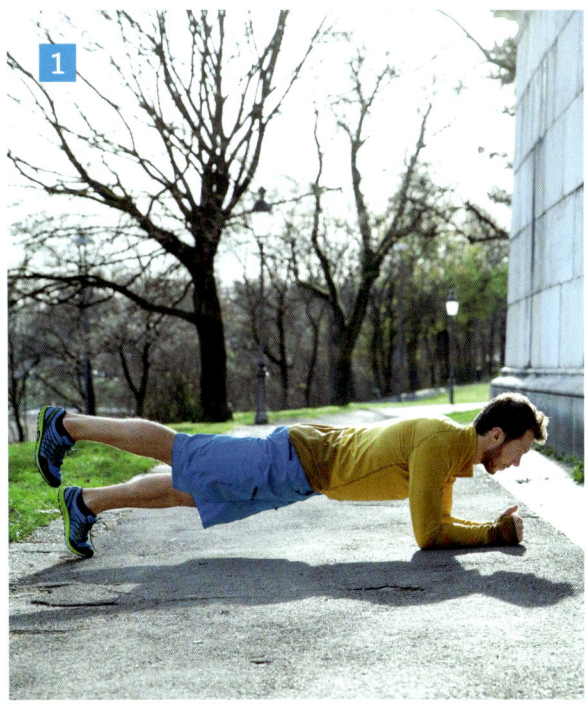

58 Radfahrer

1 Setzen Sie sich auf den Boden und heben Sie die Beine an. Die Arme auseinanderstrecken. Den Oberkörper gerade halten – keinen Rundrücken machen. **2** Strecken Sie das linke Bein nach vorn. Ziehen Sie das rechte Bein zurück. Gleichzeitig das linke Bein gerade ausstrecken.

TIPP: Wem die Übung zu schwer ist, der kann in der Position eins auch die Arme kurz um die Beine schließen – dadurch entlasten Sie die Bauchmuskulatur.

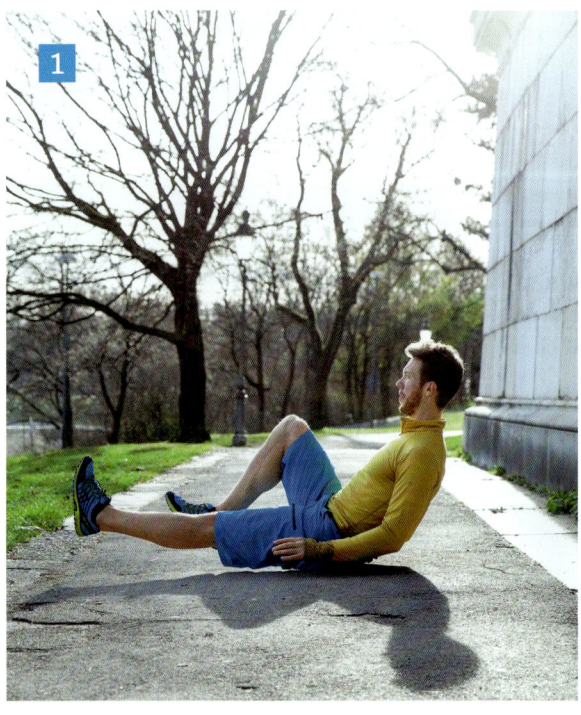

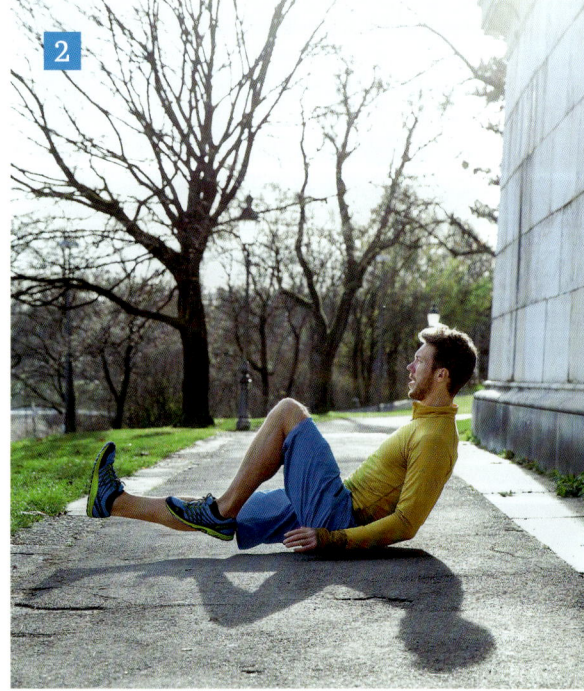

59 Twist

1 Sitzen Sie sich auf den Boden. Die Füße anheben, sodass Ober- und Unterschenkel einen 45-Grad-Winkel ergeben. **2** Falten Sie Ihre Hände und bewegen Sie diese zur rechten Seite. Ihr Oberkörper dreht sich in die selbe Richtung. Tippen Sie mit der gefalteten Hand leicht auf den Boden und wechseln Sie die Seite. Bewegung zur linken Seite wiederholen.

TIPP: *Halten Sie die Beine zusammen und achten Sie darauf, dass Sie die Füße auf einer Höhe halten.*

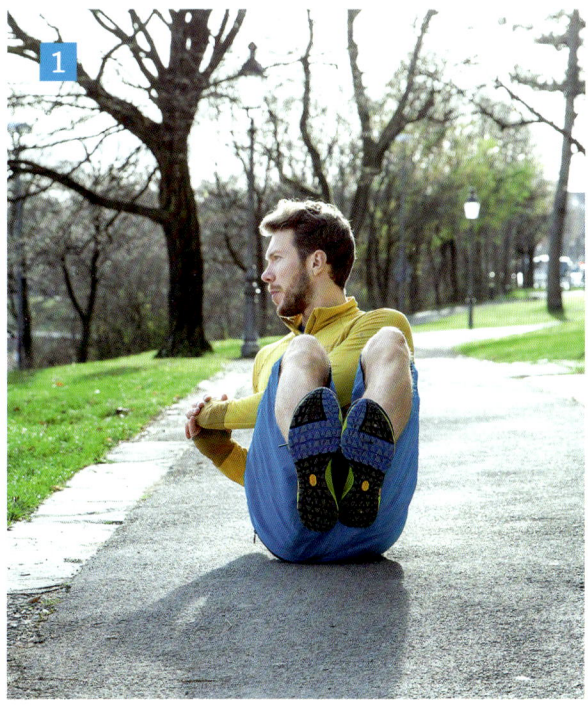

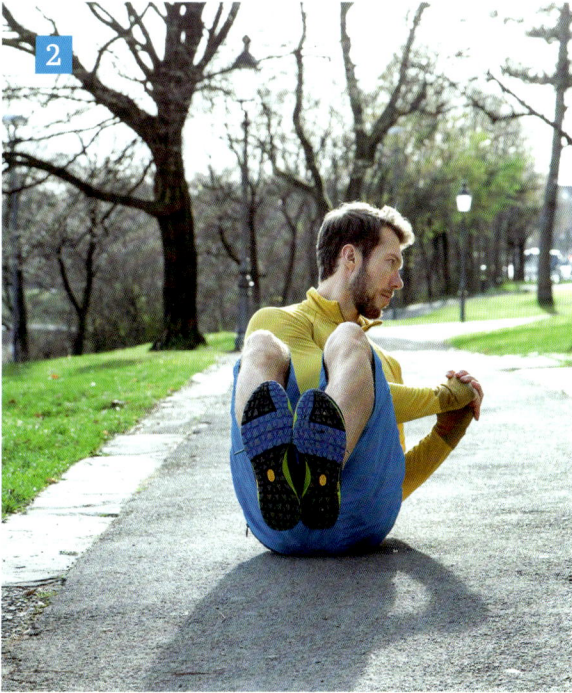

60 Beinstrecker

1 Setzen Sie sich auf den Boden und heben Sie die Beine an. Arme gerade vor dem Körper. Den Oberkörper gerade halten – keinen Rundrücken machen. **2** Strecken Sie beide Beine nach vorn. Die Arme bleiben vor dem Körper. Ziehen Sie beide Beine danach wieder an den Körper heran.

TIPP: Wer Gleichgewichts- probleme hat, kann die Arme in der Streckposition weit öffnen.

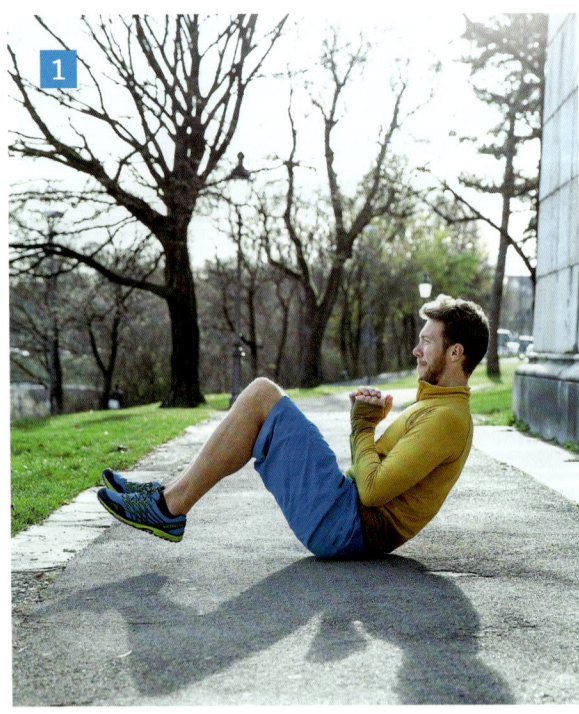

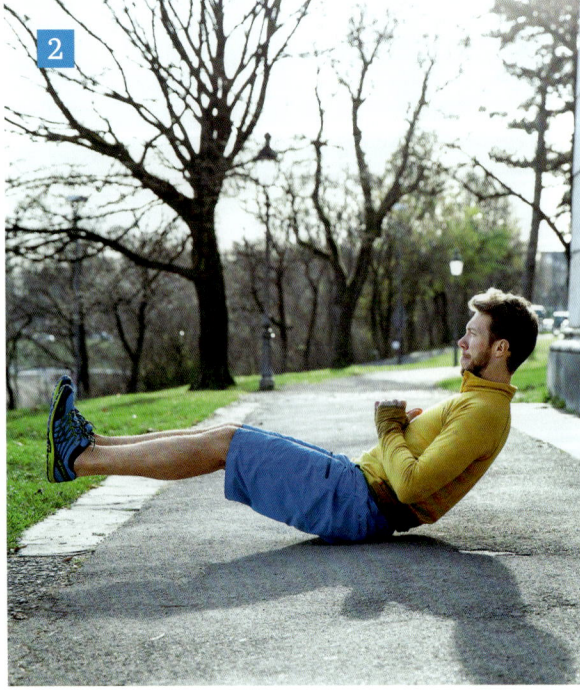

61 Crunch

1 Legen Sie sich auf den Boden. Die Beine im 90-Grad-Winkel, die Füße ganz auf dem Boden. Drücken Sie aktiv mit den Hacken nach unten – permanent. Einen Arm auf den Bauch, einen in den Nacken legen. **2** Richten Sie den Oberkörper auf. Rücken und Kopf stehen in einer Geraden. Die Beugung findet nur in der Hüfte statt. Halten Sie die Position für einige Sekunden.

TIPP: *Versuchen Sie, die Bewegung langsam und nicht ruckartig auszuführen.*

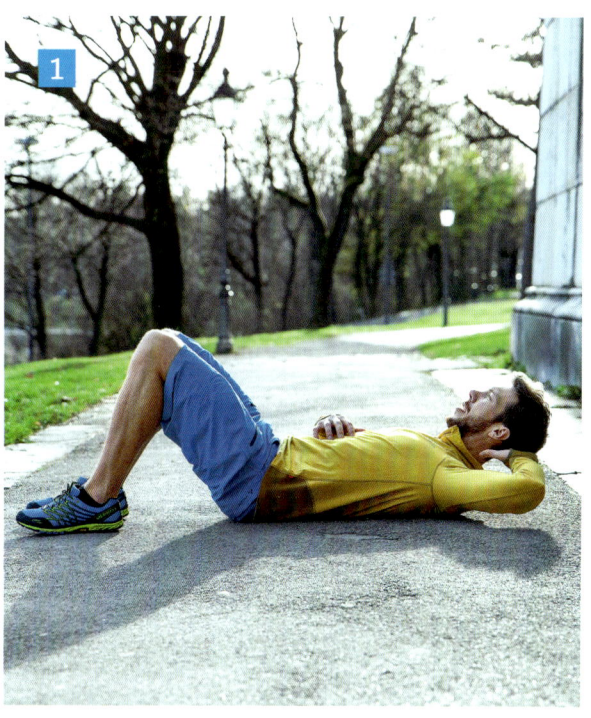

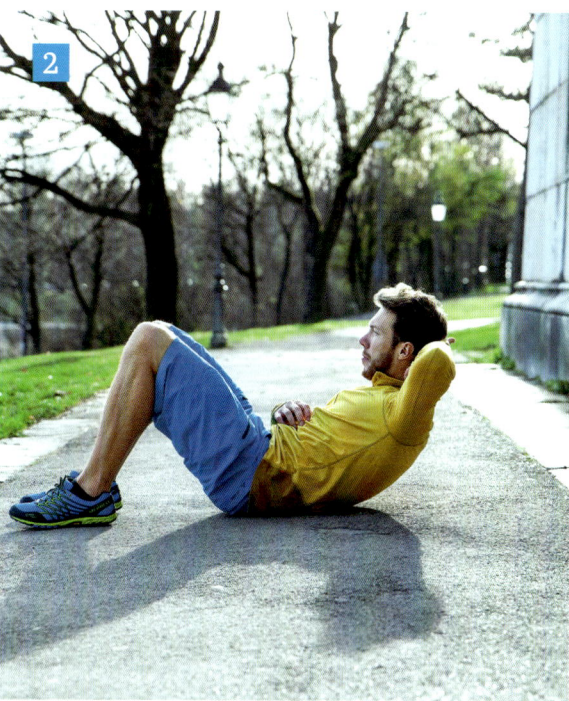

62 Crunch (gestreckt)

 Legen Sie sich auf den Boden. Die Beine im 90-Grad-Winkel , die Füße ganz auf dem Boden. Drücken Sie aktiv mit den Hacken nach unten – permanent. Beide Arme nach hinten auf dem Boden legen (über dem Kopf). **2** Richten Sie den Oberkörper auf. Rücken, Kopf und Arme stehen in einer Geraden. Die Beugung findet nur in der Hüfte statt. Halten Sie die Position für einige Sekunden.

TIPP: *Mit der Streckung der Arme können Sie die Schwierigkeit der Ausführung steuern.*

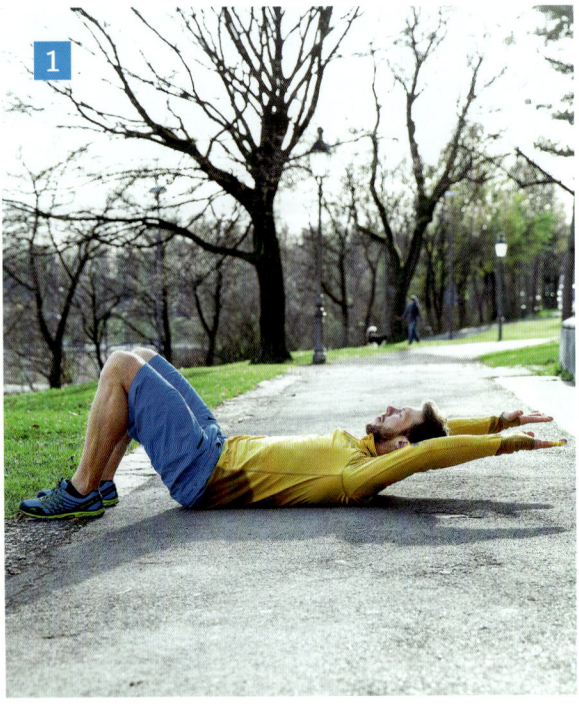

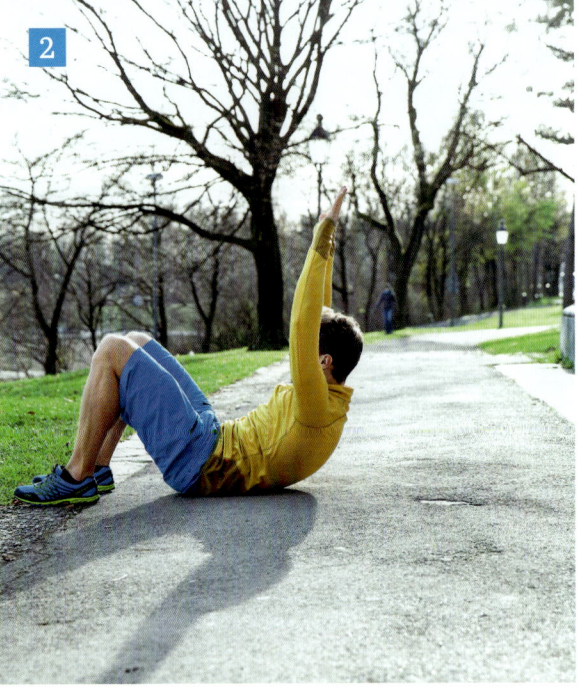

63 Klappmesser

1 Legen Sie sich auf den Rücken. Beine 90 Grad angewinkelt. Die Arme nach hinten gestreckt.
2 Führen Sie die Hände und Knöchel zusammen, indem Sie die Beine anheben und zeitgleich den Oberkörper aufrichten. Es ist nicht notwendig, die Knöchel tatsächlich zu berühren. Anschließend in die Ausgangsposition zurückkehren.

TIPP: *Achten Sie darauf, dass Sie permanent Spannung im Rumpf haben.*

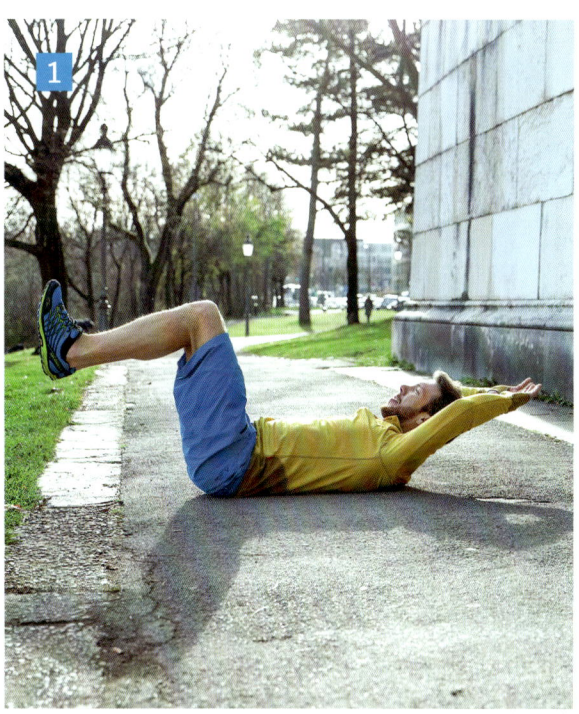

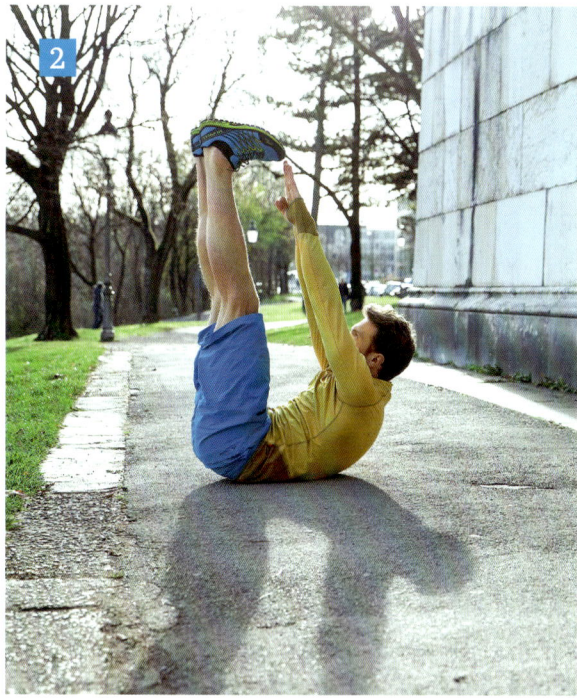

64 Gesäßheben

1 Sie liegen auf dem Rücken. Die Arme seitlich abgelegt. Die Beine im 90-Grand-Winkel anheben. **2** Schieben Sie nun die Knie Richtung Himmel. Dabei drücken Sie die Lendenwirbelsäule in den Boden. Die Knie nicht nach vorn ziehen. Die Beine bleiben permanent im 90-Grad-Winkel. Halten Sie die Position einen Intervall lang.

TIPP: *Die Übung braucht minimale Bewegung für den Effekt. Also: Nur die »Kuhle« der Lendenwirbelsäule in den Boden »wegdrücken«.*

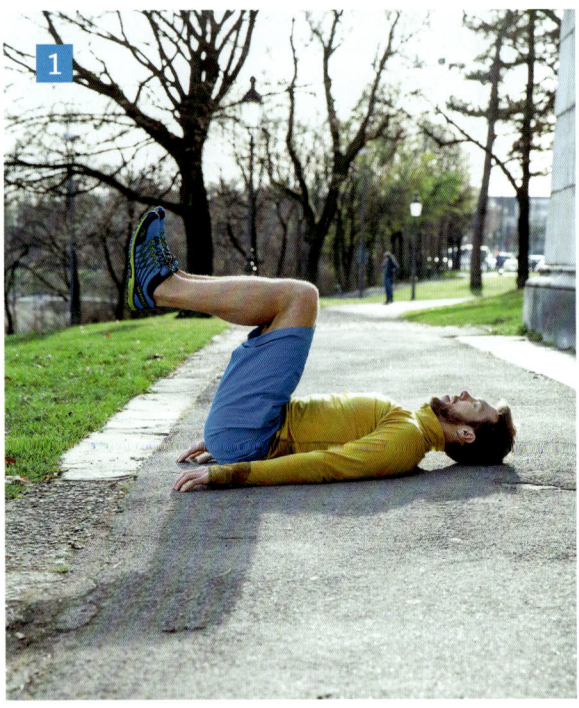

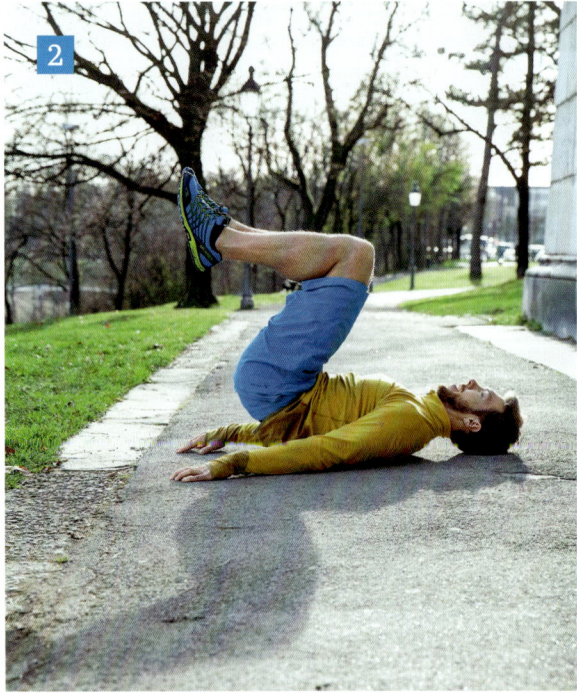

65 Gesäßheben (gestreckt)

 Sie liegen auf dem Rücken. Die Arme seitlich abgelegt. Die Beine gestreckt anheben. Schieben Sie nun die Fußsohlen Richtung Himmel.

2 Dabei drücken Sie die Lendenwirbelsäule in den Boden. Die Beine nicht nach vorn ziehen. Die Beine bleiben permanent gestreckt. Halten Sie die Position einen Intervall lang.

TIPP: Ihre Beine müssen nicht komplett durchgestreckt sein. versuchen Sie aber, möglichst wenig Beugung im Knie zu haben.

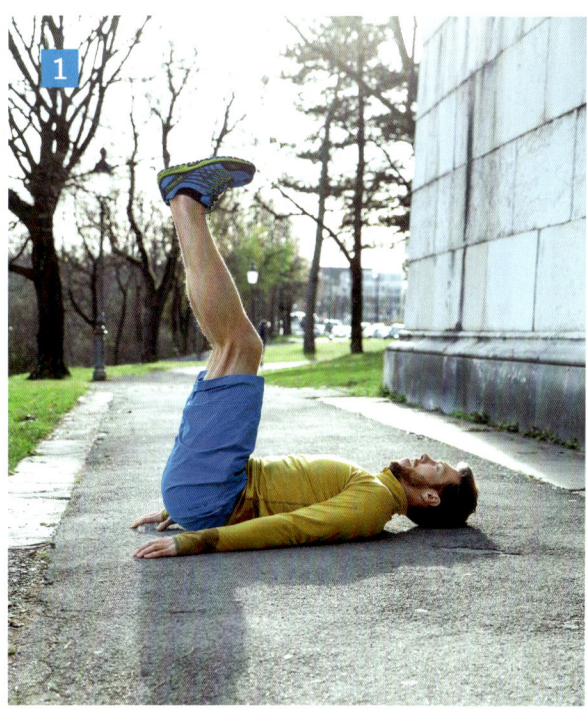

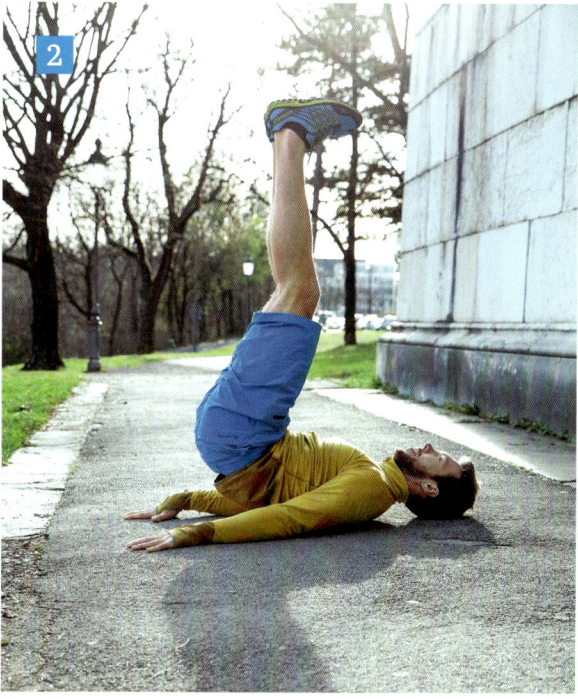

BEIN
ÜBUN
GEN

66 Kniebeuge

1 Stehen Sie etwas mehr als schulterbreit.
Das Körpergewicht liegt auf den gesamten Fußsohlen. Die Fußspitzen zeigen in die selbe
Richtung wie die Knie. Die Arme gebeugt vor
den Oberkörper. **2** Jetzt die Beine beugen und
das Gesäß möglichst weit nach hinten führen.
Wenn die Oberschenkel parallel zum Boden
sind, wieder hochkommen.

TIPP: *Achten Sie darauf, dass
Ihr Knie bei der Beuge nicht
über die Zehen wandert. Knie
und Zehen sind in einer Flucht.*

1

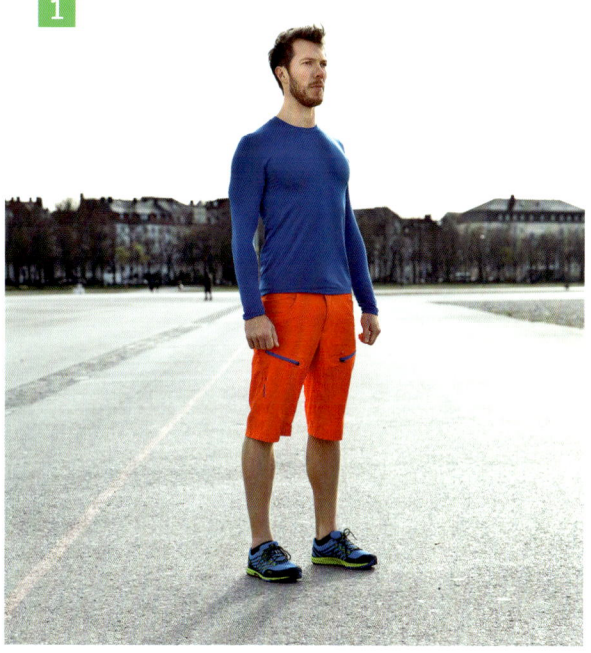

2

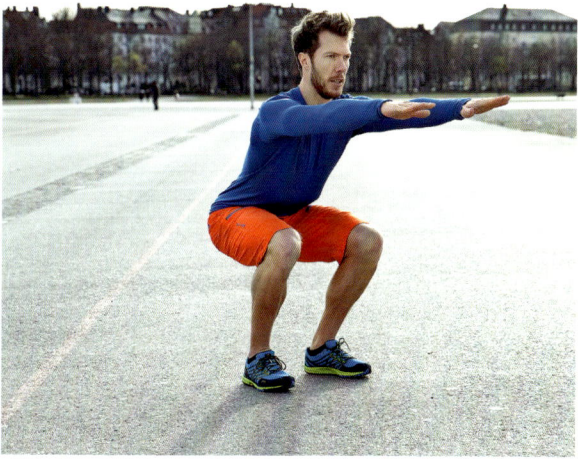

67 Sumo-Kniebeuge

1 Stehen Sie etwas mehr als doppelt schulterbreit. Das Körpergewicht liegt auf den gesamten Fußsohlen. Die Fußspitzen zeigen in die gleiche Richtung wie die Knie. Die Arme gebeugt vor den Oberkörper. **2** Jetzt die Beine beugen und das Gesäß möglichst weit nach hinten führen. Wenn die Oberschenkel weiter als parallel zum Boden sind, wieder hochkommen.

TIPP: *Versuchen Sie, möglichst tief in die Beugeposition zu kommen.*

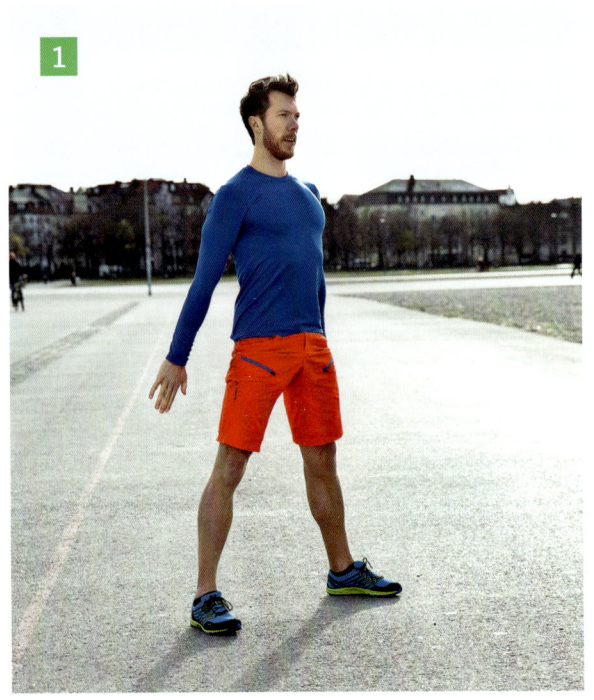

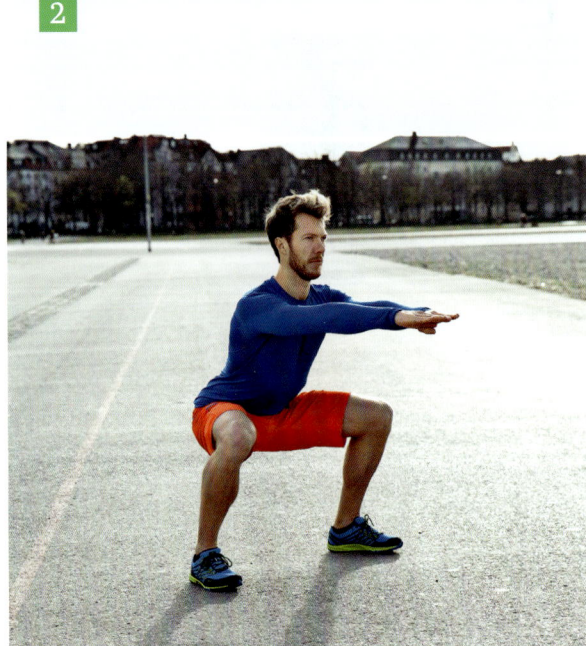

68 Good Morning

1 Stehen Sie gerade. Hände an die Schläfen und Ellenbogen nach hinten drücken. Die Füße stehen schulterbreit auseinander. Die Knie beugen sich leicht. Den Rücken gerade halten, der Blick schaut geradeaus. **2** Beugen Sie sich nun aus den Hüften heraus nach vorn, bis Sie waagerecht sind. Der Rücken bleibt dabei immer gerade, besonders in den Lendenwirbeln. Jetzt wieder zurück in die Ausgangsposition.

TIPP: *Der größte Fehler bei dieser Übung: Sie werden rund in den Lendenwirbel. Halten Sie Spannung im unteren Rücken.*

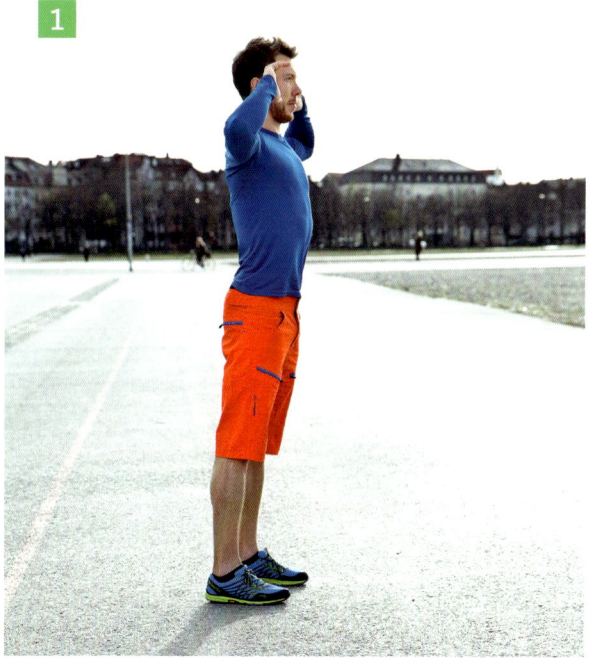

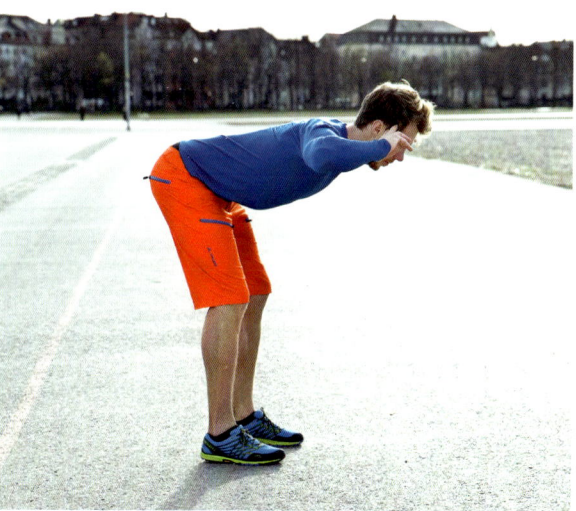

69 Sprung

1 Stehen Sie etwas über schulterbreit. Das Körpergewicht liegt auf den gesamten Fußsohlen. Die Fußspitzen zeigen in die selbe Richtung wie die Knie. Blick geradeaus, Rücken gerade. Arme vor der Brust. Jetzt schnell Becken absenken, bis die Oberschenkel etwa parallel zum Boden stehen. Danach explosiv hochspringen und die Knie in Richtung Brust ziehen. Nach der Landung sofort wieder springen.

TIPP: *Die Übung wird durch eine kurze Bodenkontaktzeit sehr anstrengend. Arbeiten Sie deshalb an der Geschwindigkeit bei dieser Übung.*

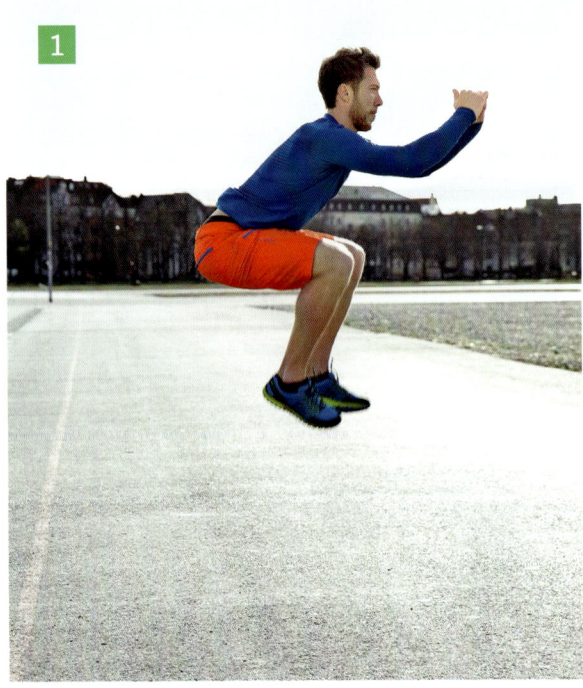

70 Waage

1 Stehen Sie gerade. Die Füße schulterbreit. Die Arme seitlich abgestellt. Heben Sie das linke Bein leicht an. **2** Senken Sie den Oberkörper nach vorn, bis Arme, Oberkörper und Beine waagerecht zum Boden stehen. Halten Sie diese Position für etwa 20 Sekunden. Danach Beinwechsel.

TIPP: Lassen Sie sich anfangs in der Endposition von jemanden kontrollieren – dadurch vermeiden Sie Fehlhaltungen.

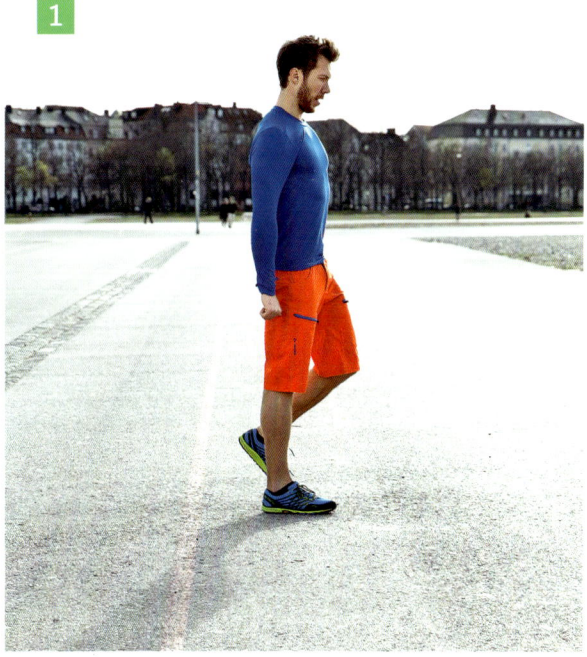

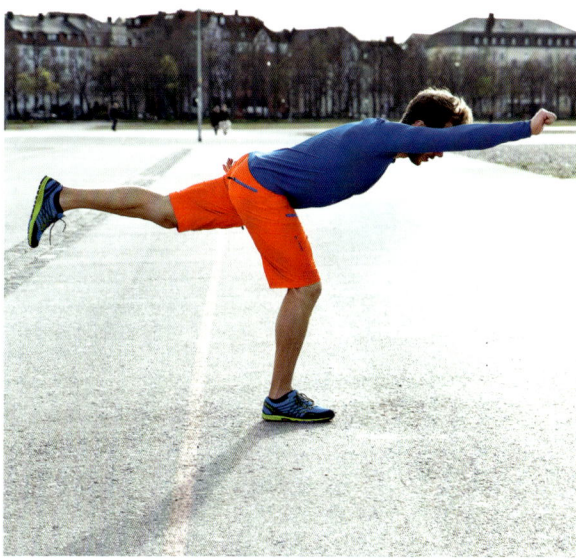

71 Strecksprung

1 Stehen Sie etwas über schulterbreit. Das Körpergewicht liegt auf den gesamten Fußsohlen. Die Fußspitzen zeigen in die selbe Richtung wie die Knie. Blick geradeaus, Rücken gerade. Arme vor der Brust. Jetzt schnell Becken absenken, bis die Oberschenkel etwa parallel zum Boden stehen. **2** Danach explosiv hochspringen und den Körper in der Luft voll durchstrecken. Nach der Landung sofort wieder springen.

TIPP: *Schieben Sie die Hüfte beim Sprung nach vorn und heben Sie die Arme maximal hoch.*

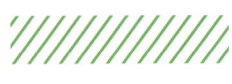

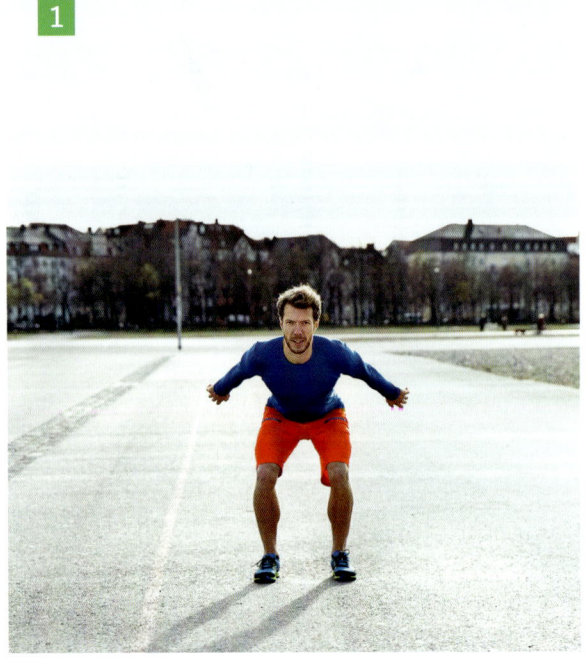

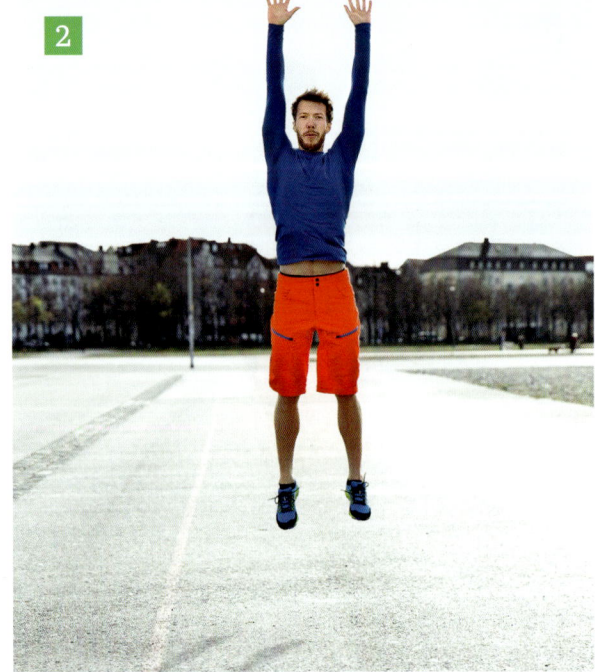

72 Hampelmann

1 Stellen Sie sich schulterbreit auf. Die Arme liegen an den Oberschenkeln an. **2** Springen Sie hoch. Dabei die Arme in einer Kreisbewegung über den Kopf bringen. Die Beine im Sprung auf doppelte Schulterbreite spreizen. Bei der Landung klatschen die Hände über dem Kopf aneinander. Die Füße stehen auf doppelter Schulterbreite. Springen Sie wieder zurück in die Ausgangslage.

TIPP: Die Intensität dieser Übung bestimmen Sie. Mit steigender Form sollte auch das Tempo erhöht werden; so kommen auch Fortgeschrittene auf ihre Kosten.

1

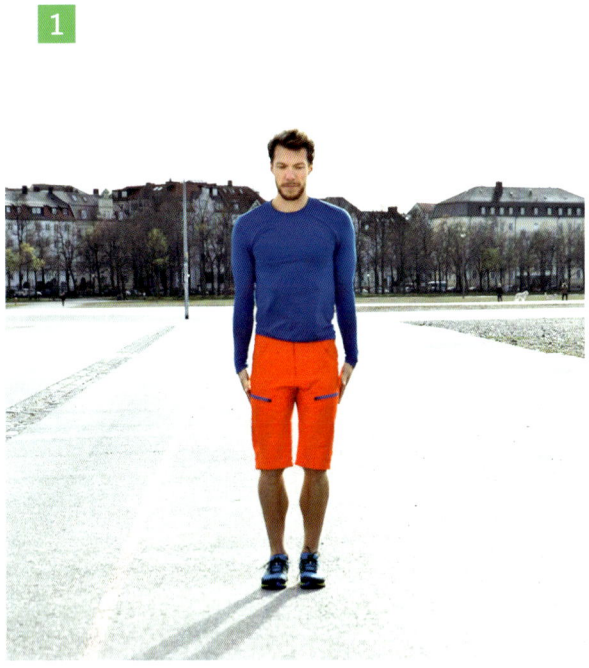

2

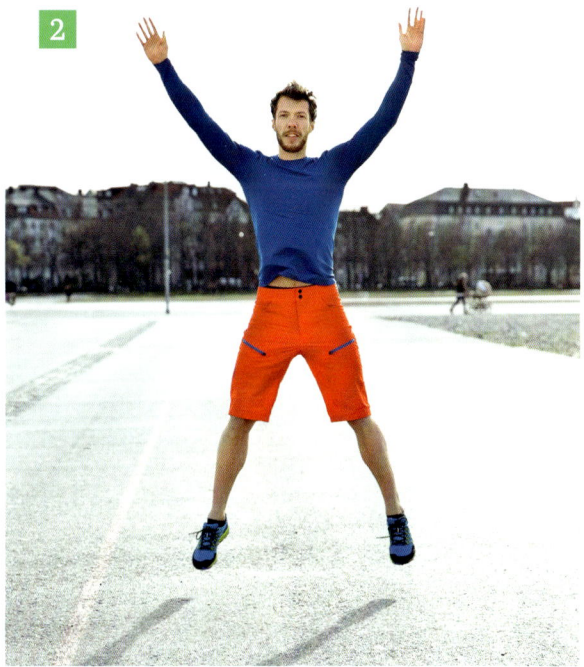

73 Wippen

1 Stehen Sie etwas mehr als schulterbreit.
Das Körpergewicht liegt auf den gesamten
Fußsohlen. Die Fußspitzen zeigen in die selbe
Richtung wie die Knie. Die Arme gebeugt vor
den Oberkörper. Jetzt die Beine beugen und das
Gesäß möglichst weit nach hinten führen.
Wenn die etwa im 90-Grad-Beugewinkel sind, in
dieser Position wippend verharren. Wippen
Sie etwa je fünf Zentimeter auf und ab.

TIPP: *Wer dieses Workouts*
extra schwerer haben möchte,
kann alle 15 Sekunden zwei
Hockstrecksprünge machen.

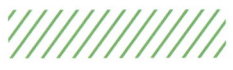

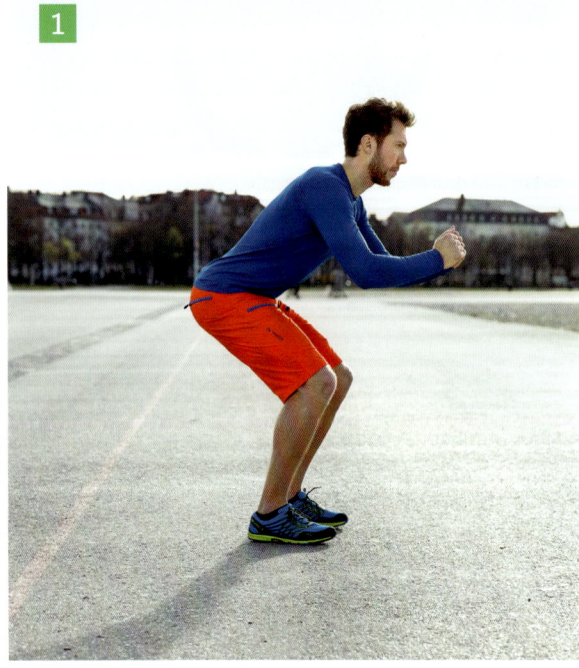

74 Zehenkniebeuge

1 Stehen Sie etwas mehr als doppelt schulter-breit. Das Körpergewicht liegt auf den Zehen. Sie stehen auf den Zehen. Die Fußspitzen zeigen in die selbe Richtung wie die Knie. Die Arme gebeugt vor den Oberkörper. **2** Jetzt die Beine beugen und das Gesäß möglichst weit nach hinten führen. Wenn die Oberschenkel weiter als parallel zum Boden sind, wieder hoch-kommen.

TIPP: *Bleiben Sie die ganze Zeit auf den Zehenspitzen stehen.*

1

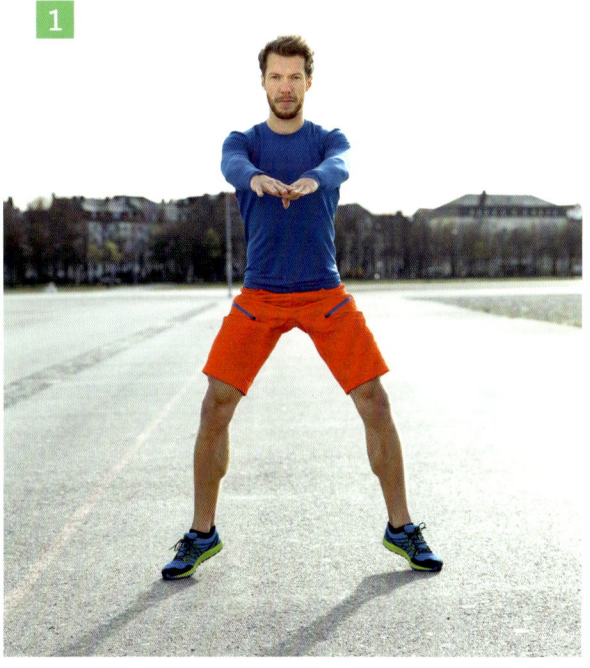

2

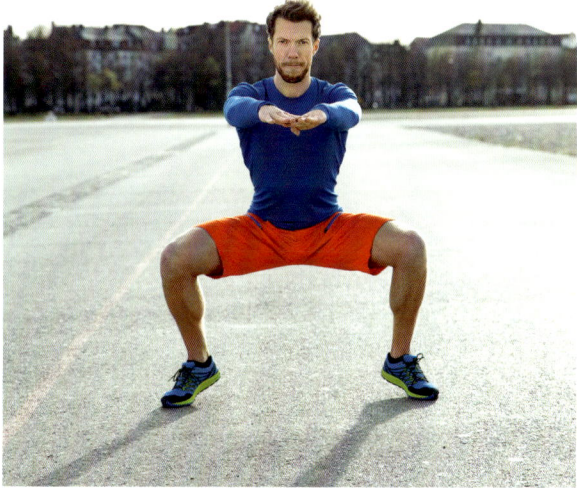

75 Kniebeugenlauf

1 Stehen Sie etwas mehr als schulterbreit.
Das Körpergewicht liegt auf den gesamten
Fußsohlen. Die Fußspitzen zeigen in die gleiche
Richtung wie die Knie. Die Arme gebeugt vor
den Oberkörper. Jetzt die Beine beugen und das
Gesäß möglichst weit nach hinten führen. Wenn
die Oberschenkel weiter als parallel zum Boden
sind, in dieser Position bleiben. **2** Machen Sie
nun einen Schritt nach vorn. Danach mit dem
anderen Bein und laufen Sie das Intervall durch.

*TIPP: Die Übung kann sehr
schwer werden. Sie können
sich deshalb auch nach jedem
zehnten Schritt kurz auf-
richten.*

1

2

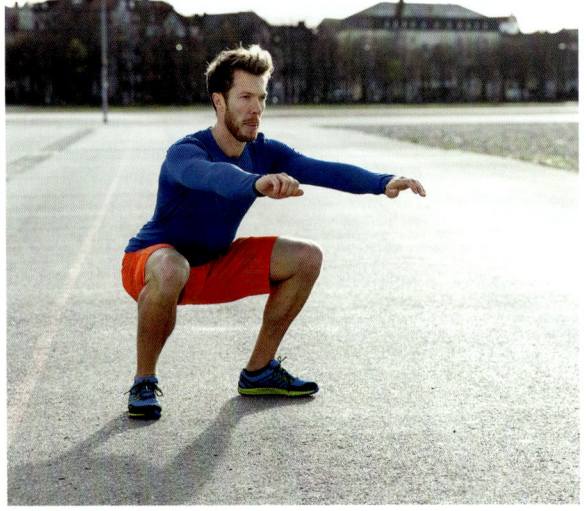
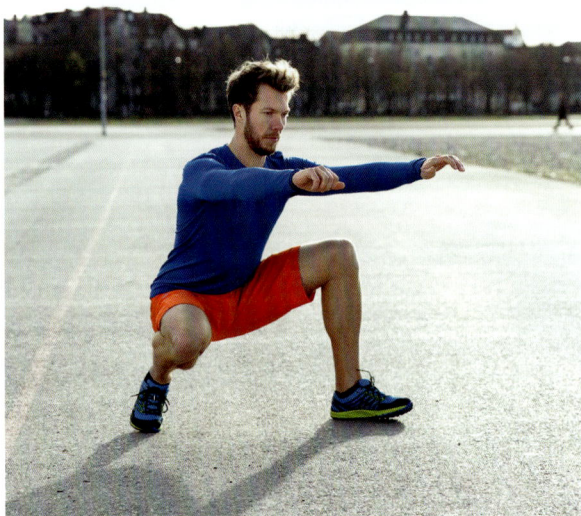

76 Seitsprung

 Stehen Sie etwas über schulterbreit. Das Körpergewicht liegt auf den gesamten Fußsohlen. Die Fußspitzen zeigen in die selbe Richtung wie die Knie. Blick geradeaus, Rücken gerade, Arme nach hinten ausgestreckt. Jetzt schnell Becken absenken. Danach explosiv nach links hochspringen, Arme nach oben strecken. 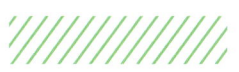 Mit leicht gebeugten Knien den Sprung abfangen. Danach zurückspringen.

TIPP: *Versuchen Sie, beim Hochspringen den ganzen Körper in der Luft zu strecken.*

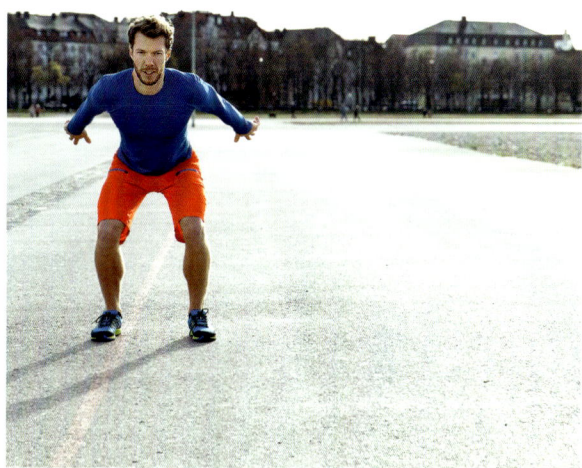

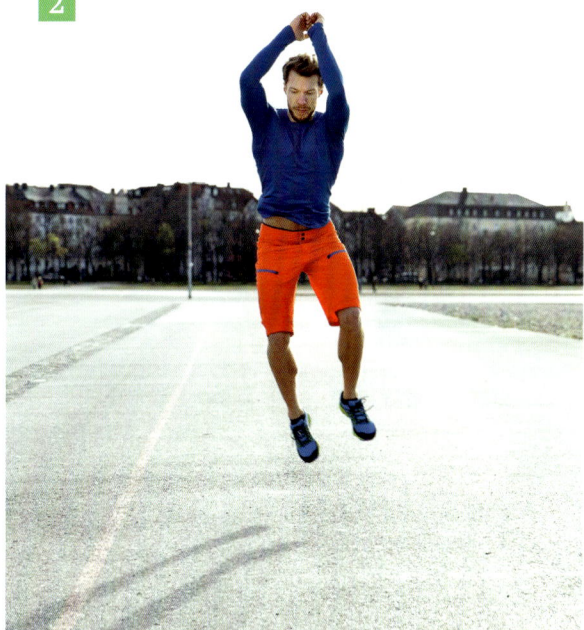

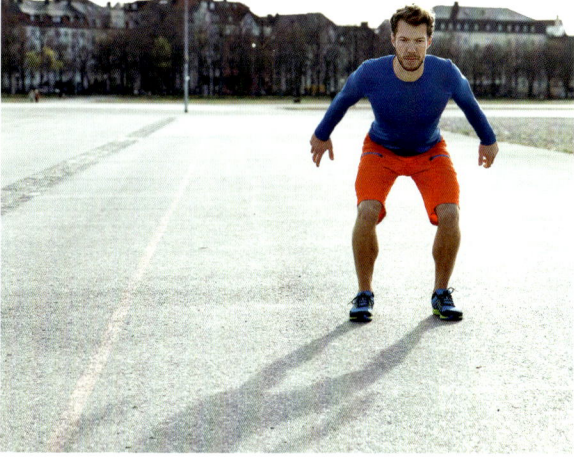

77 Ausfallschritt (nach hinten)

1 Stehen Sie hüftbreit. Den Rumpf aufrichten. Die Arme formen den Buchstaben W. **2** Ihr rechtes Bein macht einen Schritt nach hinten. Sie beugen die Knie, bis der rechte Oberschenkel waagerecht und der linke senkrecht stehen. Ihr Rumpf bleibt gerade. Kehren Sie in die Ausgangsposition zurück und nehmen Sie das andere Bein.

TIPP: *Achten Sie darauf, dass Ihre Arme mit dem Oberkörper in einer Flucht bleiben. Das fällt besonders Menschen mit Schreibtischjobs schwer.*

1

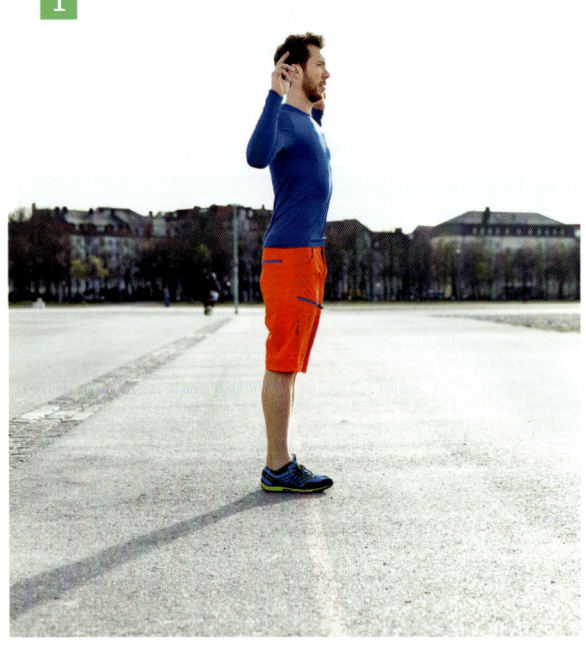

2

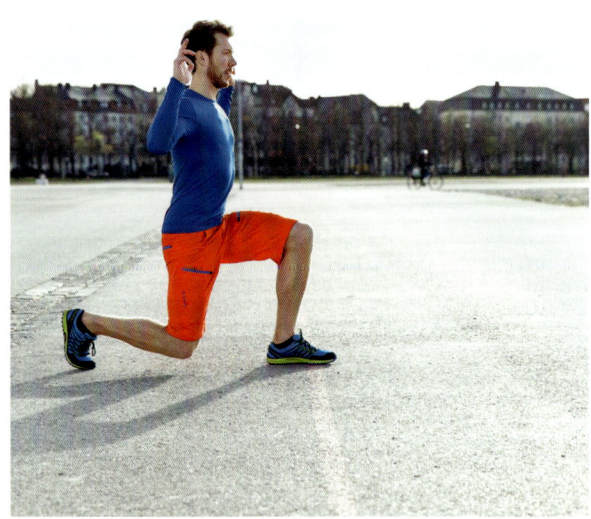

78 Ausfallschritt (nach vorn)

1 Stehen Sie schulterbreit und verschränken die Arme hinter dem Kopf (Hände an die Schläfen). **2** Machen Sie einen Schritt nach vorn. Beugen Sie das vordere Bein, bis der Oberschenkel parallel zum Boden ist. Das hintere Knie berührt fast den Boden. Gehen Sie zurück in den Aufrechtstand und führen Sie die Bewegung mit dem anderen Bein aus.

TIPP: *Fixieren Sie einen entfernten Punkt – das hilft Ihnen beim Gleichgewichthalten. Das Knie sollte in der Beugeposition nicht über die Zehen hinausragen.*

1

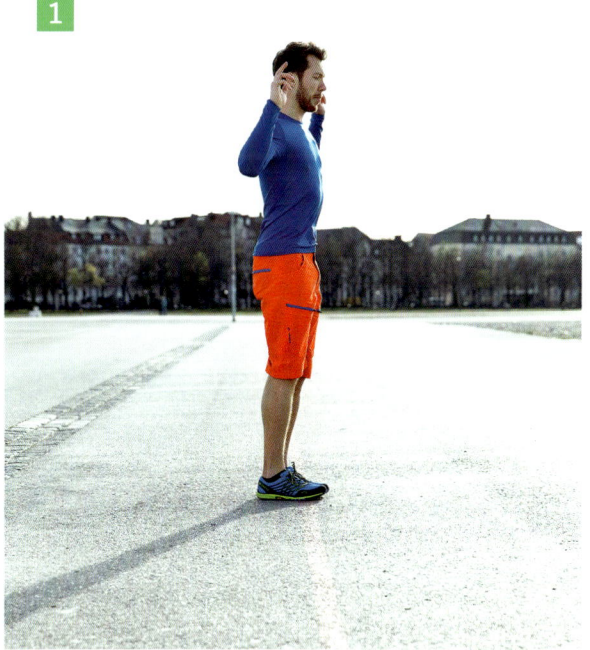

2

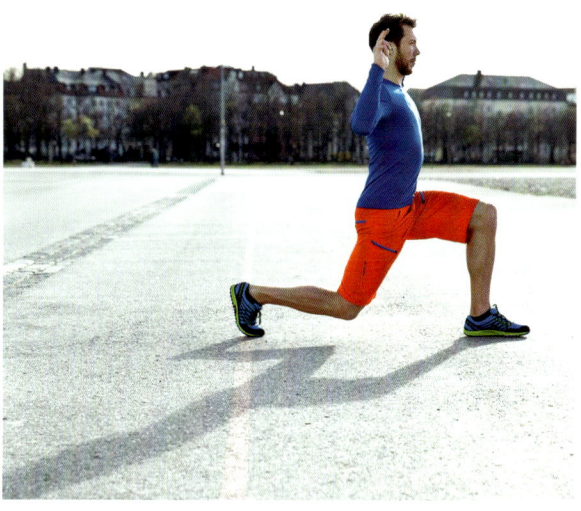

79 Ausfallschritt (Sprung)

1 Stehen Sie schulterbreit und machen Sie einen Schritt nach vorn. Beugen Sie das vordere Bein, bis der Oberschenkel parallel zum Boden steht. Der Blick geht geradeaus. **2** Drücken Sie sich explosiv mit dem vorderen Bein vom Boden ab und springen Sie hoch. **3** Landen Sie so, dass gleiche Bein vorn ist. Danach wieder hochspringen.

TIPP: *Beginnen Sie mit kleinen Hopsern, um ein Gefühl fürs Gleichgewicht zu bekommen. Zudem vermindern Sie dadurch den Muskelkater.*

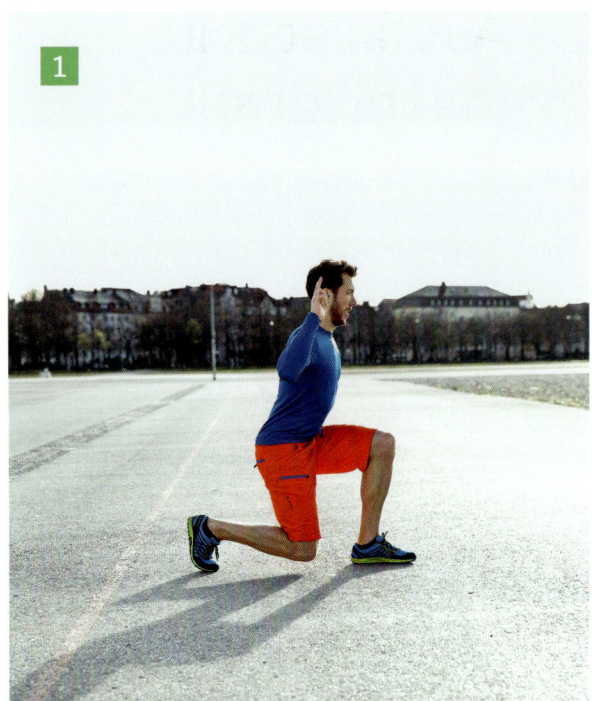

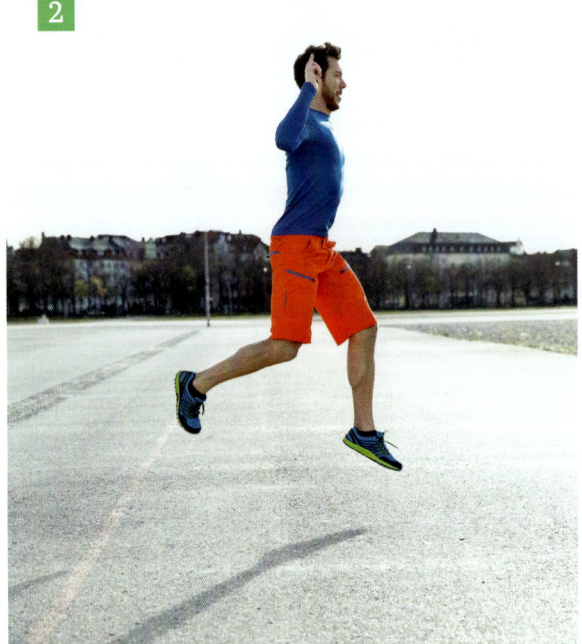

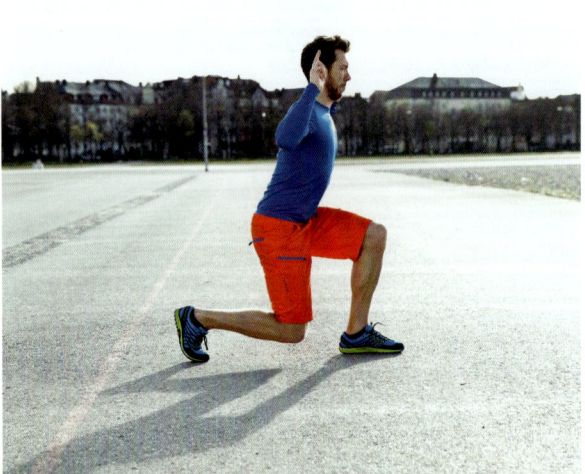

80 Ausfallschritt (Wechselsprung)

1 Stehen Sie schulterbreit und machen Sie einen Schritt nach vorn. Beugen Sie das vordere Bein, bis der Oberschenkel parallel zum Boden steht. Der Blick geht geradeaus. **2** Drücken Sie sich explosiv mit dem vorderen Bein vom Boden ab und wechseln die Schrittstellung in der Luft. Landen Sie so, dass Ihr anderes Bein vorn ist. **3** Danach wieder hochspringen und die Schrittstellung wechseln.

TIPP: *Fangen Sie den Sprung mit gebeugten Beinen ab. Dadurch bekommen Sie mehr Stabilität in diese Übung hinein.*

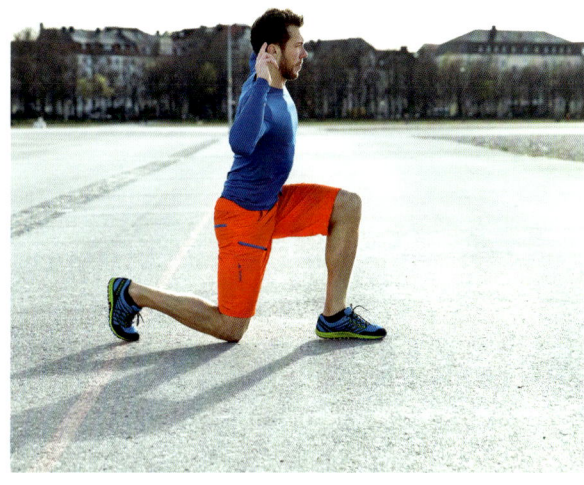

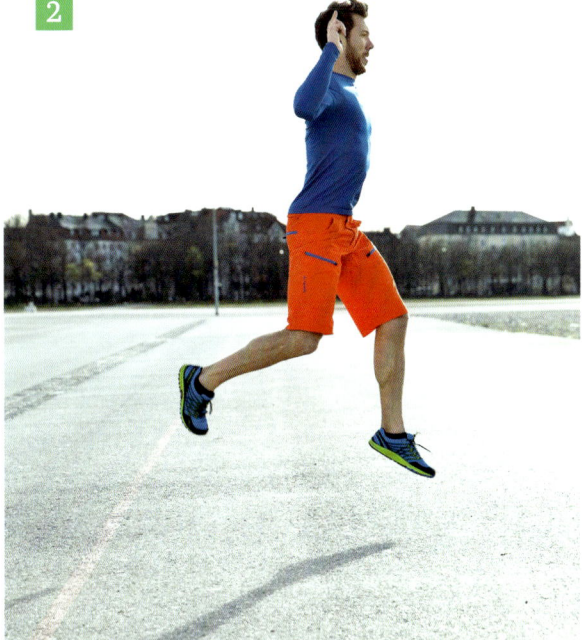

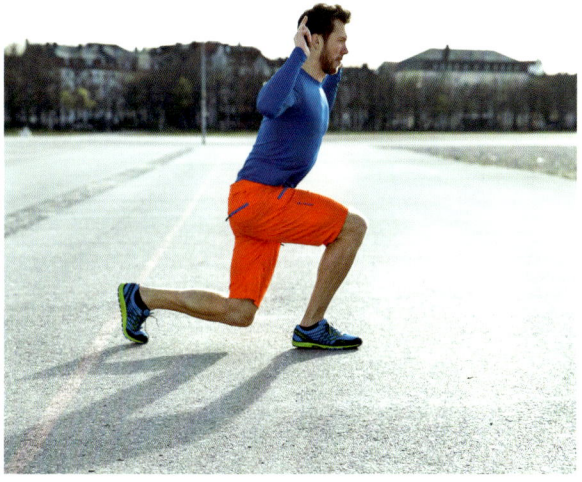

81 Drehsprung

1 Stehen Sie etwas über schulterbreit. Das Körpergewicht liegt auf den gesamten Fußsohlen. Die Fußspitzen zeigen in die gleiche Richtung wie die Knie. Blick geradeaus, Rücken gerade, Arme nach hinten ausgestreckt. **2** Jetzt schnell Becken absenken. Danach explosiv hochspringen und dabei den Körper um 90 Grad drehen. Arme nach oben strecken. **3** Mit leicht gebeugten Knien den Sprung abfangen und wieder 90 Grad springen, bis Sie einen Kreis geschlossen haben. Danach Richtungswechsel.

TIPP: Wem 90 Grad zu wenig sind, der kann auch 180 Grad springen. Dabei sollten Sie aber nach jedem Sprung die Richtung wechseln.

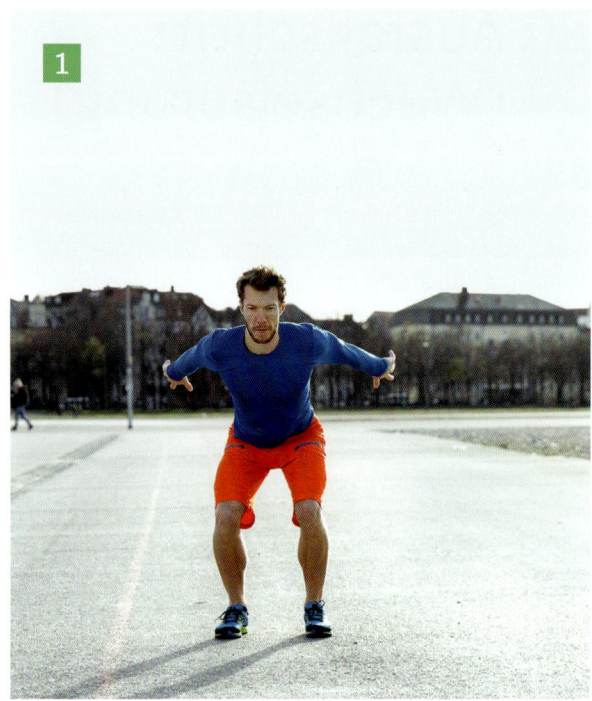

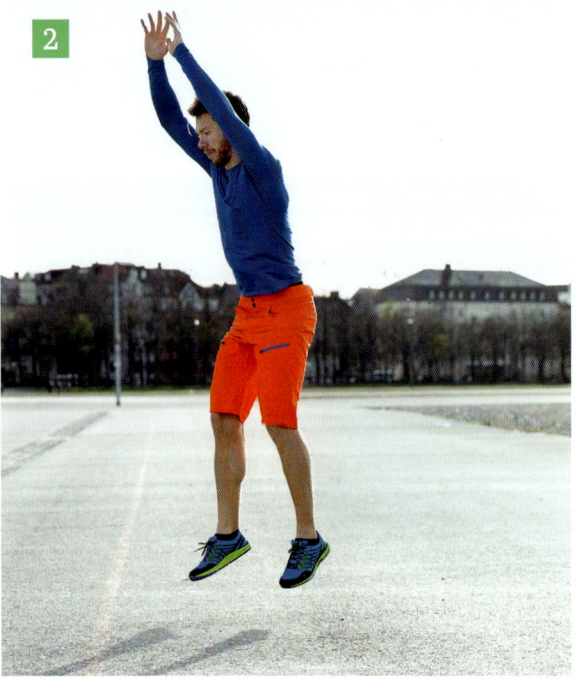

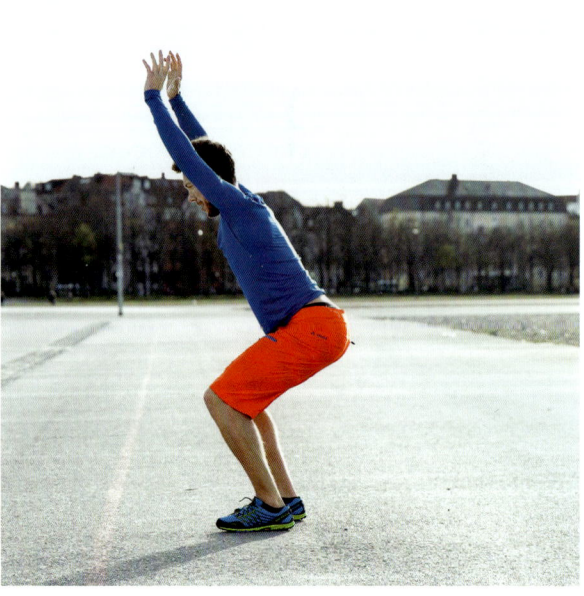

82 Seitausfallschritt

 Machen Sie aus dem hüftbreiten Stand mit dem linken Fuß einen Ausfallschritt nach links. Rücken gerade lassen und geradeaus blicken. Die Arme anwinkeln, Hände vor die Brust.

2 Jetzt das linke Knie beugen, bis der Schenkel parallel zum Boden steht. Die Füße bleiben am Boden. Den Oberkörper beim Kniebeugen nach vorn schieben. Gehen Sie zurück in die Ausgangsposition und wiederholen Sie die Übung mit dem rechten Bein.

TIPP: *Denken Sie daran, dass beide Füße auf dem Boden bleiben. Vorgestreckte Arme können helfen, die Balance zu halten.*

1

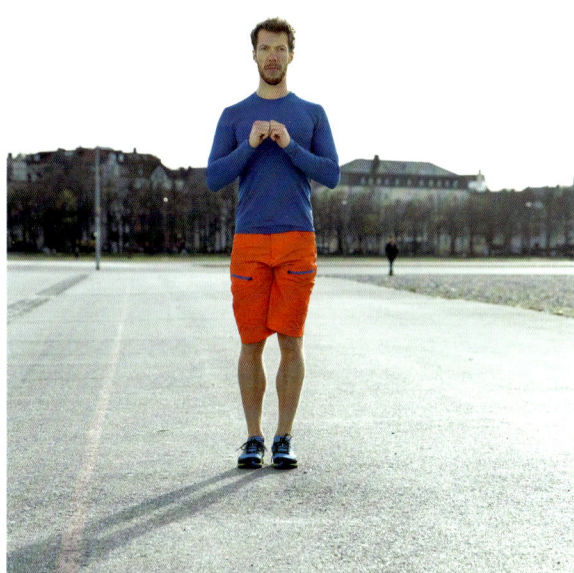

2

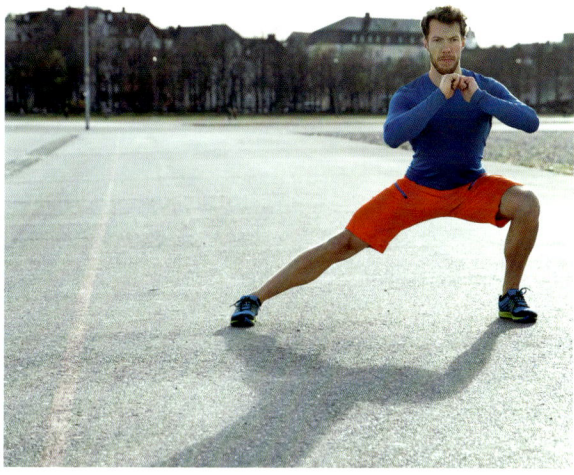

83 Seitausfallschritt (mit Drehung)

1 Machen Sie aus dem hüftbreiten Stand mit dem linken Fuß einen Ausfallschritt nach links. Rücken gerade lassen und geradeaus blicken. Die Arme anwinkeln, Hände vor die Brust.
2 Jetzt das linke Knie beugen, bis der Schenkel parallel zum Boden steht. Den Oberkörper zum gebeugtem Knie drehen. Die Füße bleiben am Boden. Den Oberkörper beim Kniebeugen nach vorn schieben. Gehen Sie zurück in die Ausgangsposition und wiederholen Sie die Übung mit dem rechten Bein.

TIPP: *Ihr Blick folgt der nach hinten führenden Hand. Der Oberkörper bleibt aufgerichtet*

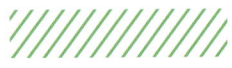

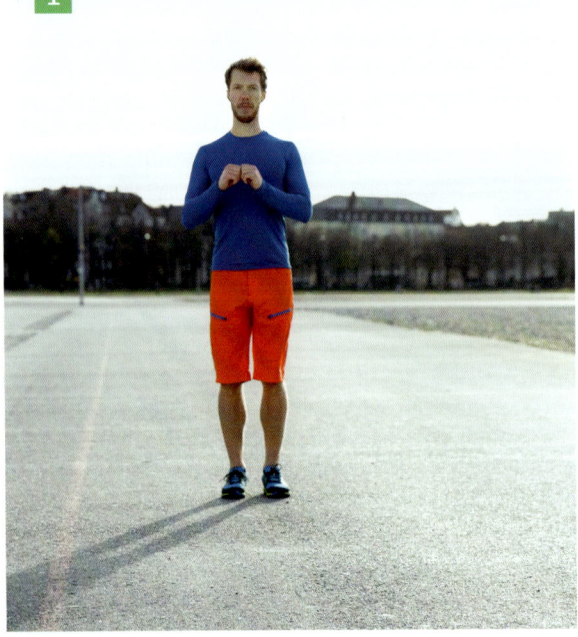

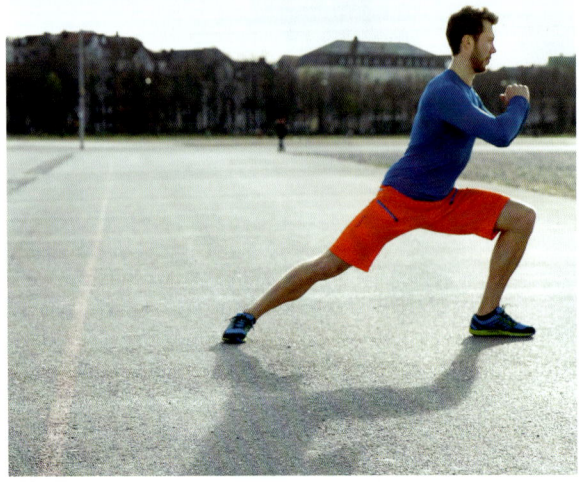

84 Seitausfallschritt (45 Grad)

1 Machen Sie aus dem schulterbreiten Stand mit dem linken Fuß einen Ausfallschritt schräg nach vorn (45 Grad). Rücken gerade lassen und geradeaus blicken. **2** Die Arme vor der Brust. Jetzt das linke Knie beugen, bis der Schenkel parallel zum Boden steht. Den Oberkörper beim Kniebeugen nach vorn schieben. Gehen Sie zurück in die Ausgangsposition und wiederholen Sie die Übung mit dem rechten Bein.

TIPP: *Denken Sie daran, das vordere Knie nicht über die Zehen zu schieben.*

1

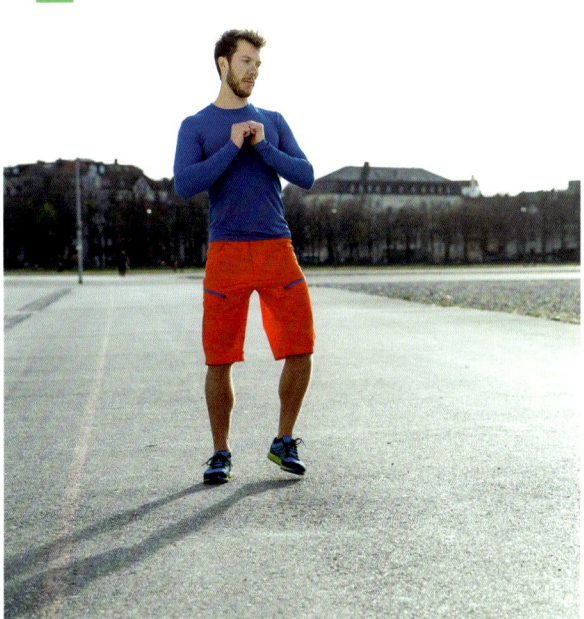

2

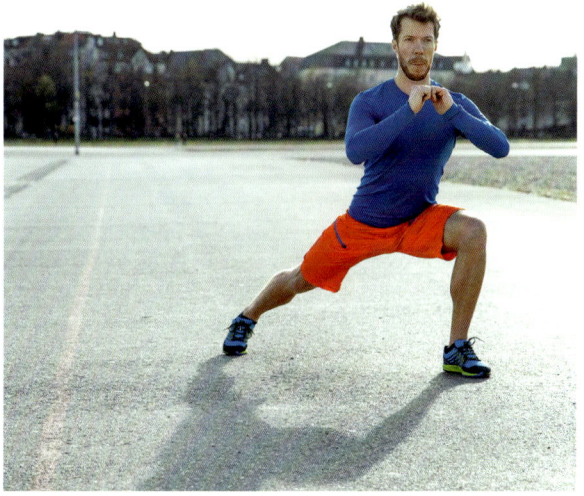

85 Einbeinbeuge

1 Stehen Sie hüftbreit. Heben Sie das linke Bein sowie beide Arme gestreckt nach vorn.

2 Senken Sie Ihr Becken so weit ab, bis Sie fast den Fersensitz erreichen. Verlagern Sie bei der Bewegung den Oberkörper nach vorn. Wichtig: Die Fußsohle des belasteten Beines hält vollständig den Bodenkontakt.

TIPP: *Tasten Sie sich an diese Übung heran: Stellen Sie einen Stuhl oder Hocker hinter sich, auf den Sie sich beim Absenken setzen können.*

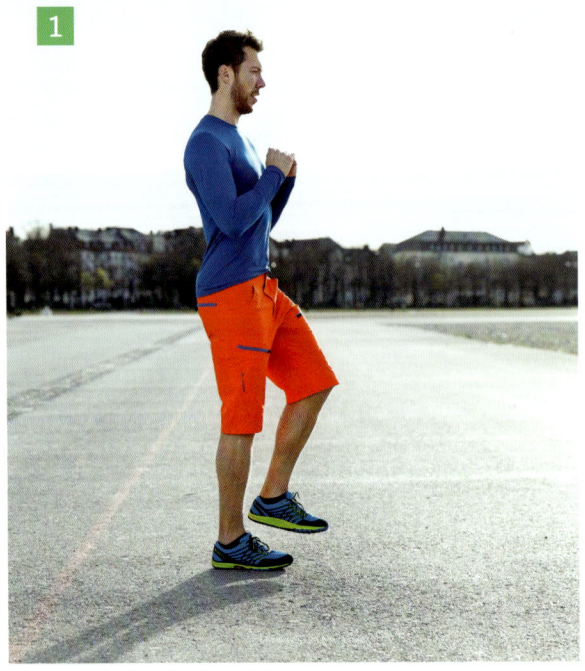

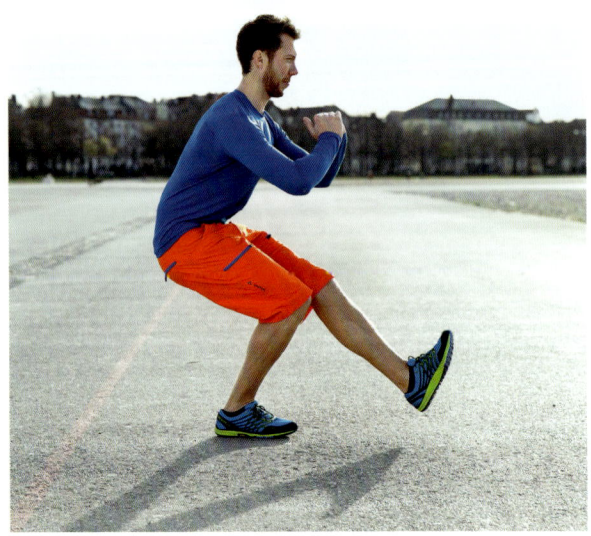

86 Lunges-Walk

1 Stehen Sie schulterbreit, die Arme seitlich anwinkeln. **2** Machen Sie einen Schritt nach vorn. Beugen Sie das vordere Bein, bis der Oberschenkel parallel zum Boden ist. Das hintere Knie berührt fast den Boden. **3** Jetzt gleichzeitig mit beiden Beinen abdrücken und einen weiteren großen Schritt mit dem anderen Bein nach vorn machen.

TIPP: *Beginnen Sie nicht mit den größten Schritten, die Sie machen können, da die Übung sehr fordernd ist und starken Muskelkater verursacht.*

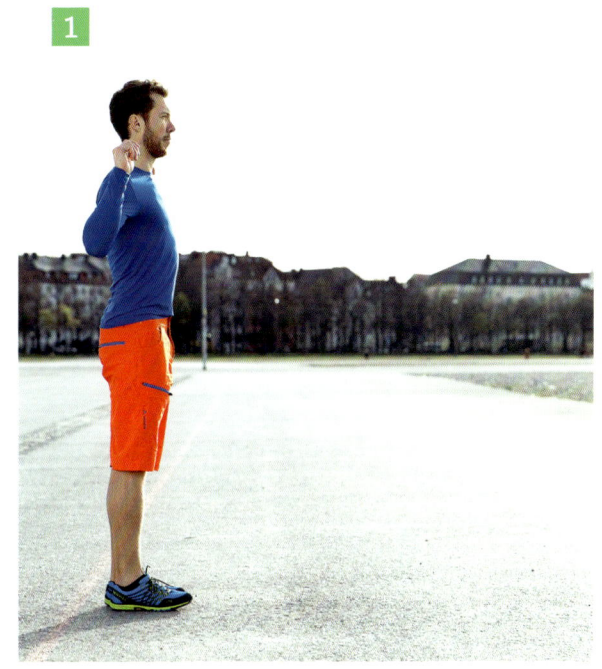

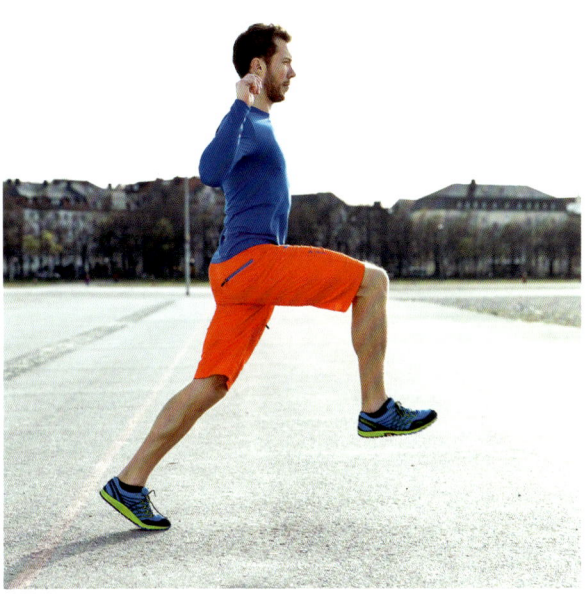

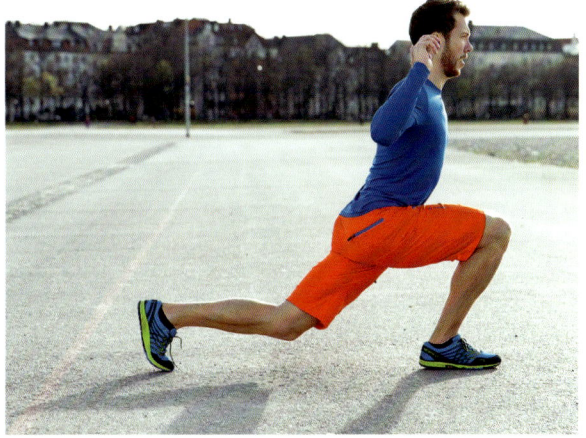

87 Lunges-Streckung

1 Stehen Sie aufrecht – Kopf, Schulter, Hüfte und Füße in einer Gerade. **2** Machen Sie einen Ausfallschritt nach vorn. Kniebeugewinkel dabei 90 Grad. Das hintere Bein angewinkelt und die Kniescheibe kurz über dem Boden. **3** Nun wandern die Hände zum vorderen Fuß. Berühren Sie den vorderen Fuß und bleiben Sie wenige Sekunden in dieser Stellung. Beide Beine werden gestreckt. Kurz in dieser Position verharren, um dann die Seiten zu wechseln.

TIPP: *Nicht mit Gewalt das vordere Bein strecken. Eine leichter Beugewinkel reicht vollkommen.*

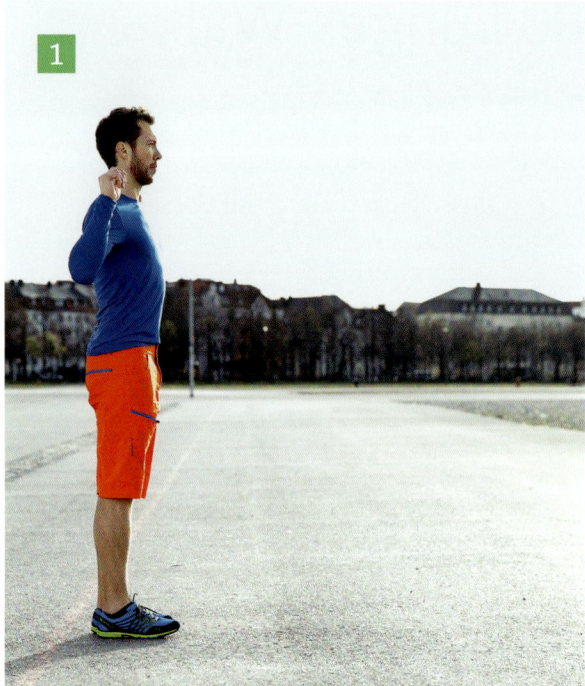

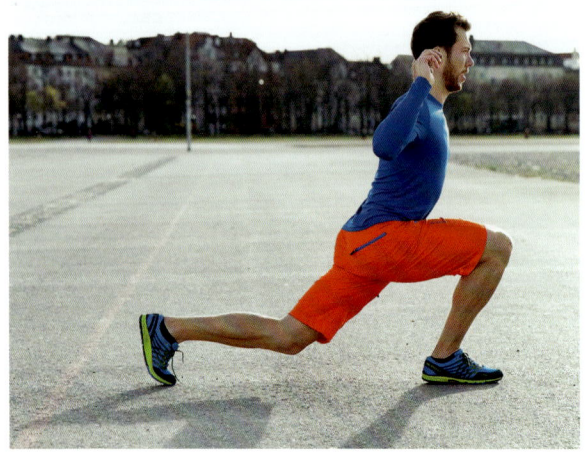

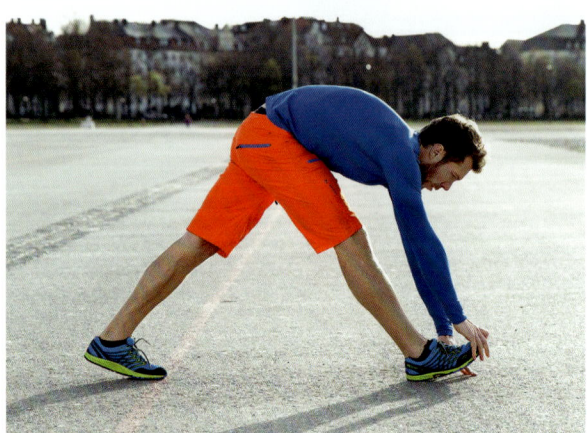

TRAI NINGS PLÄNE

→ **Jedes Training** beginnt mit dem wöchentlichen Warmup. Danach startet eine Lauf-/Geheinheit, die auch am Ende noch einmal wiederholt wird. Für die Laufeinheiten finden Sie die passende Herzfrequenz im Trainingsplan. Wer geht, sollte sehr zügig sein.

→ **Machen Sie** jede Übung nur einmal pro Durchgang. Also nicht: vier Mal die gleichen Übungen absolvieren und dann zur nächsten wechseln.

→ **Die Übungen** sind auf den Trainingsseiten als Erinnerungshilfe mit nur einer Position abgebildet. Sehen Sie sich bitte vor jedem Training die Bewegungsabläufe genau auf der jeweiligen Übungsseite an.

ZEICHENERKLÄRUNG

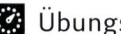 Übungsdauer   Pausenlänge   Anzahl der Sätze   Laufzeit & Herzfrequenz

ANFÄNGER

WOCHE 1

Aufwärmen

 60 Sekunden

30 Sekunden

4 Sätze

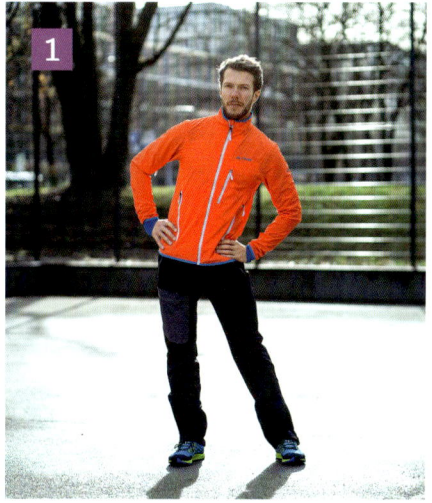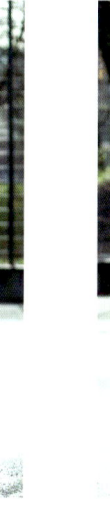

1 Hüftdrehen

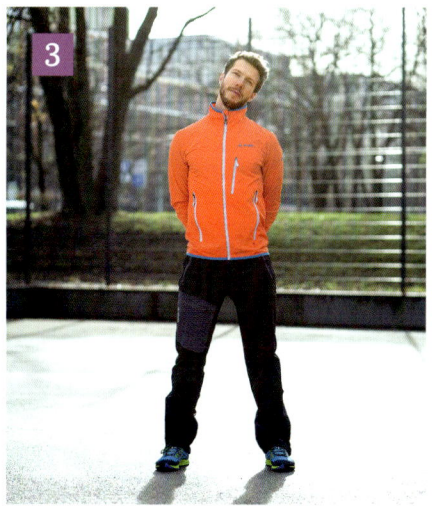

6 Kniezug

3 Nackenkreisen

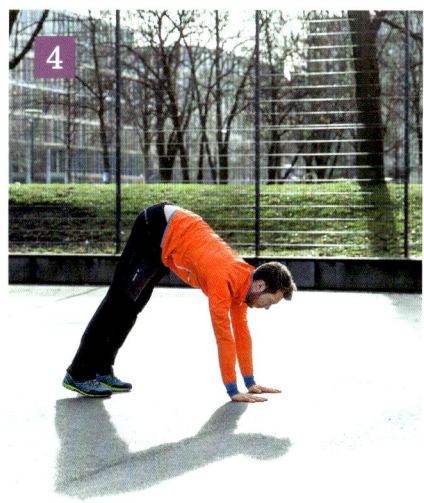

10 Handlauf

WOCHE 1
1. Tag

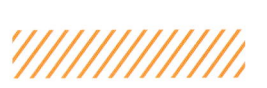 30 Sekunden

60 Sekunden

3 Sätze

2 x 10 Minuten
*bei 70 % der
maximalen
Herzfrequenz*

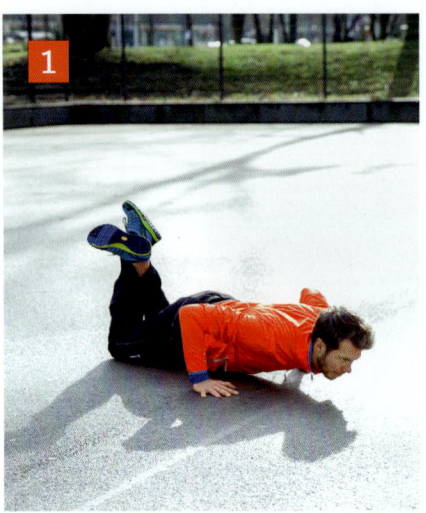

20 Knie-Liegestütz

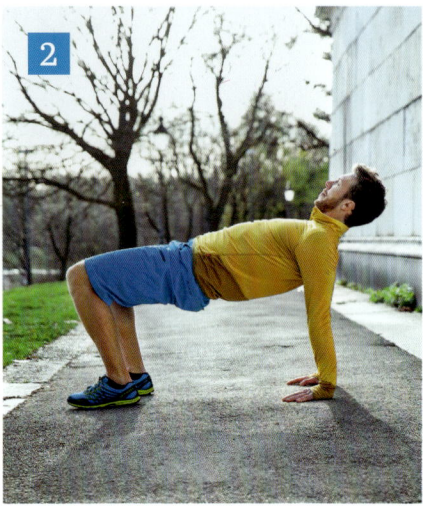

35 Brücke (normal)

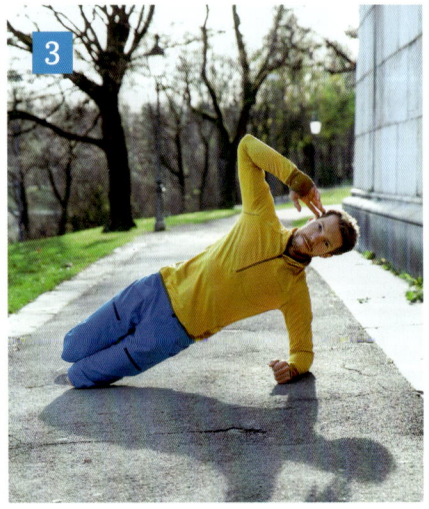

52 Knie-Seitstütz

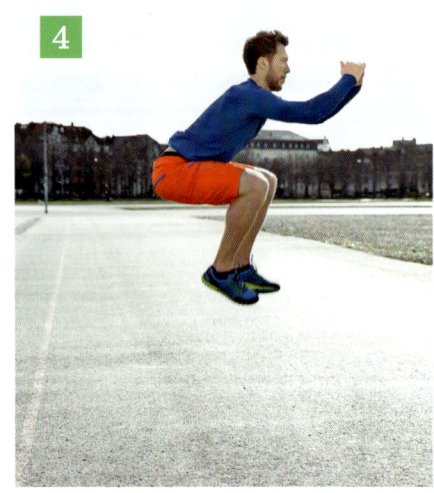

69 Sprung

WOCHE 1
2. Tag

⏱ 30 Sekunden

⏱ 60 Sekunden

↻ 3 Sätze

🏃 2 x 10 Minuten
bei 70 % der maximalen Herzfrequenz

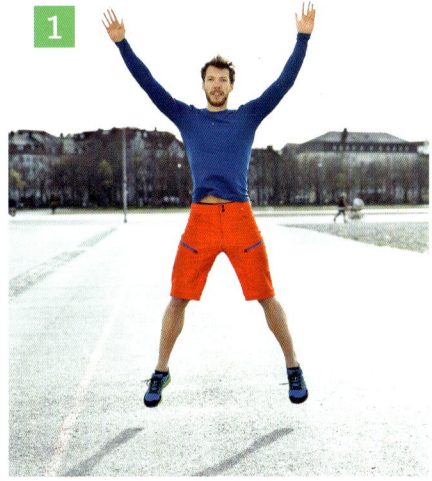

1

72 Hampelmann

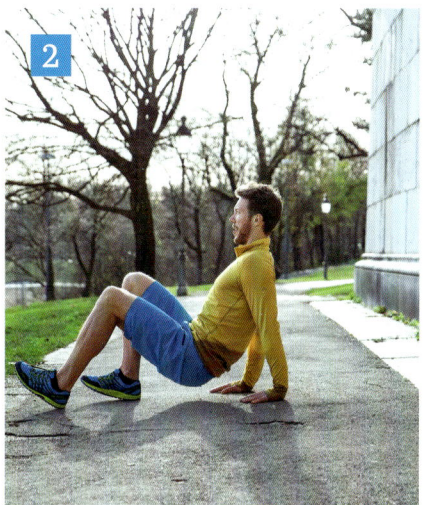

2

42 Krabbengang

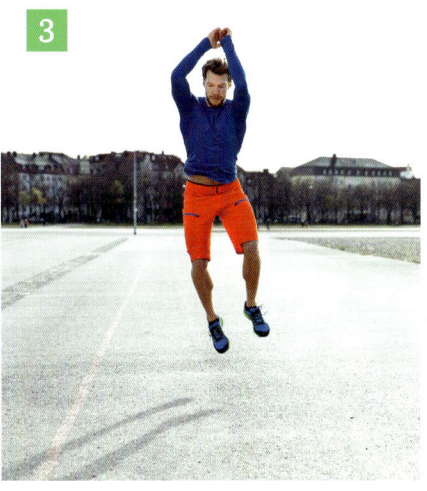

3

76 Seitsprung

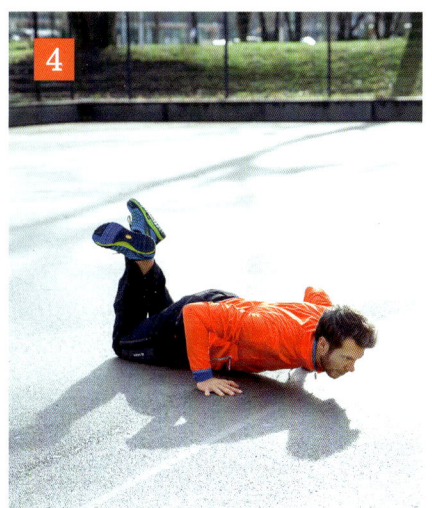

4

20 Knie-Liegestütz

WOCHE 1
3. Tag

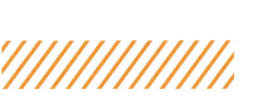 30 Sekunden

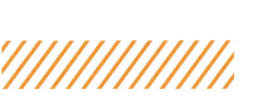 60 Sekunden

4 Sätze

2 x 10 Minuten
*bei 70 % der
maximalen
Herzfrequenz*

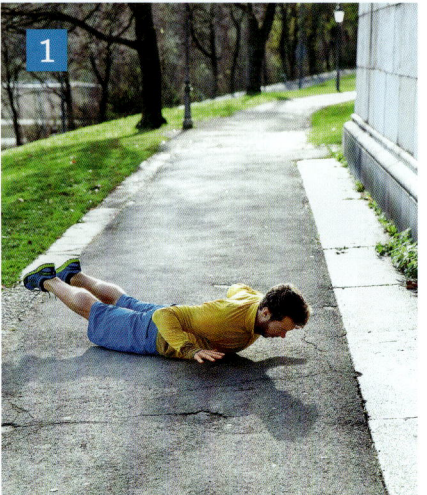

44 W-Supermann

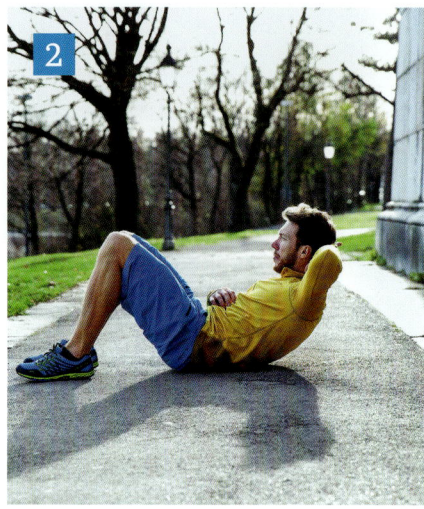

61 Crunch

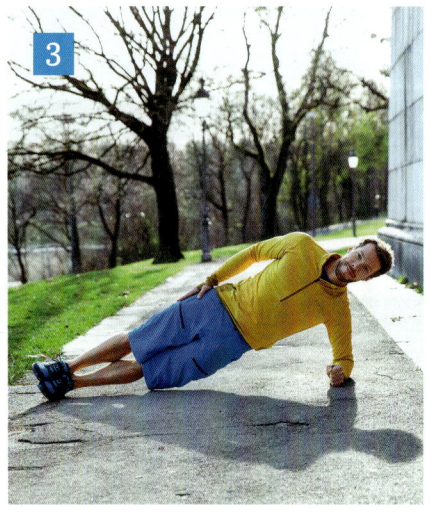

53 Seitstütz

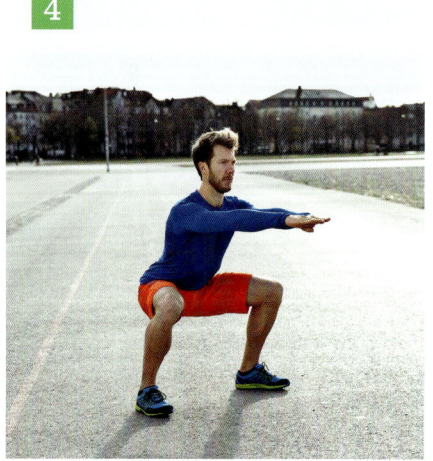

67 Sumo-Kniebeuge

WOCHE 2

Aufwärmen

 60 Sekunden

30 Sekunden

4 Sätze

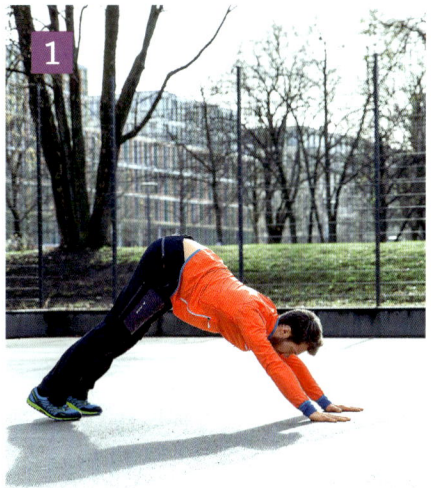

14 Hängebauch-
Katzenbuckel

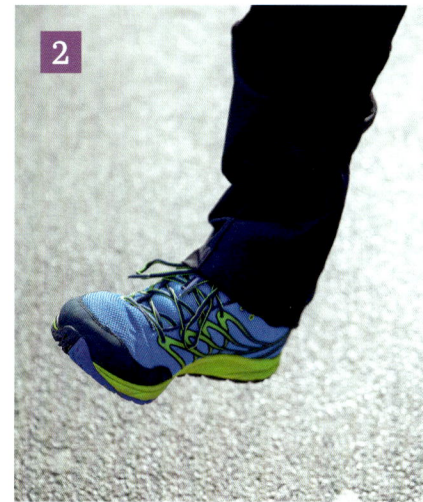

9 Fußkreisen

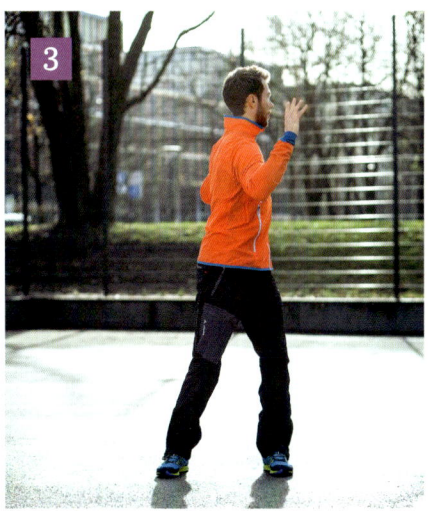

2 Seitdrehen

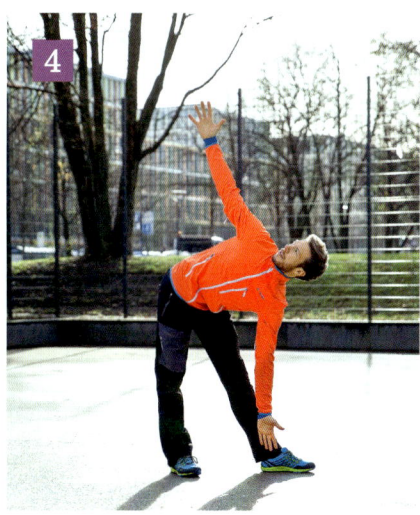

7 Windmühle

WOCHE 2
1. Tag

⏱ 30 Sekunden

⏱ 60 Sekunden

🔄 4 Sätze

🏃 2 x 10 Minuten *bei 70 % der maximalen Herzfrequenz*

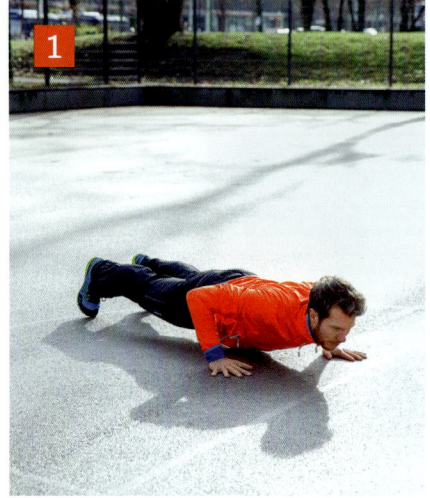

17 Liegestütz

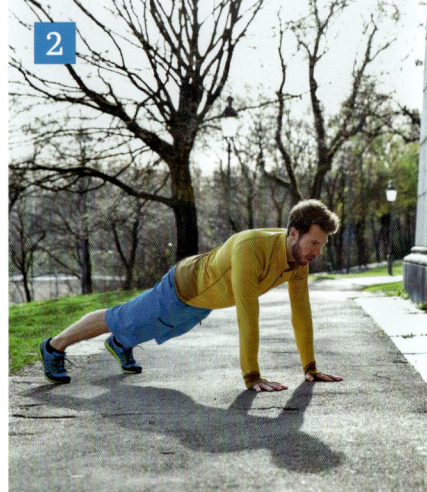

47 Stütz

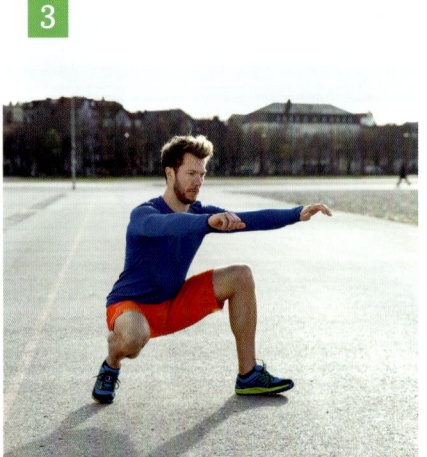

75 Kniebeugenlauf

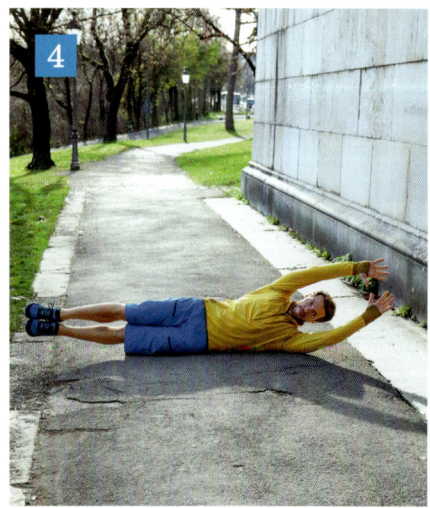

51 Rollende Banane

WOCHE 2
2. Tag

⏱ 30 Sekunden

⏱ 60 Sekunden

🔄 4 Sätze

🏃 2 x 10 Minuten
*bei 70 % der
maximalen
Herzfrequenz*

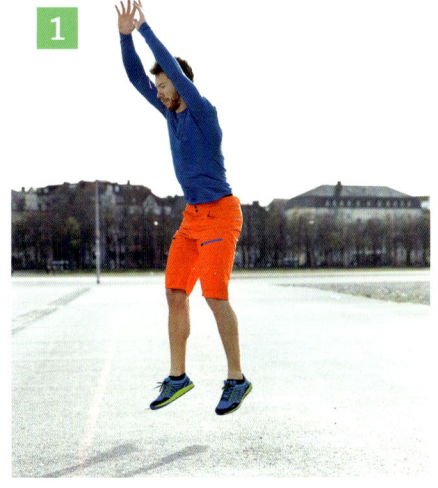

81 Drehsprung

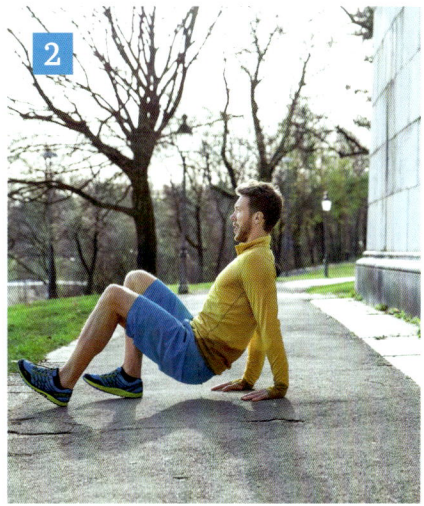

42 Krabbengang

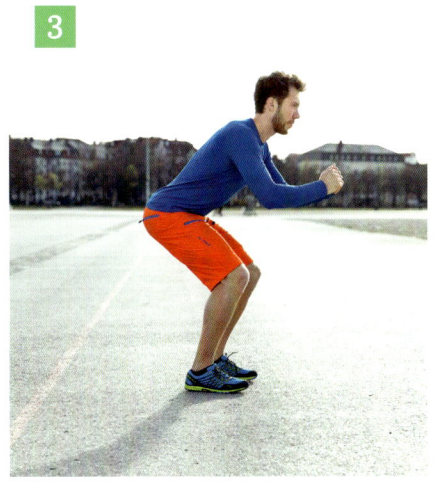

73 Wippen

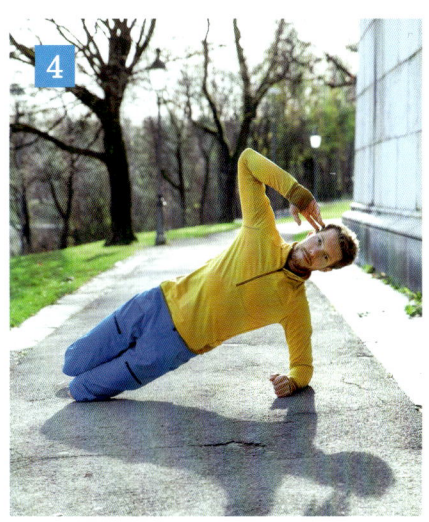

52 Knie-Seitstütz

WOCHE 2
3. Tag

⏱ 30 Sekunden

⏱ 60 Sekunden

↻ 4 Sätze

🏃 2 x 10 Minuten
bei 70 % der maximalen Herzfrequenz

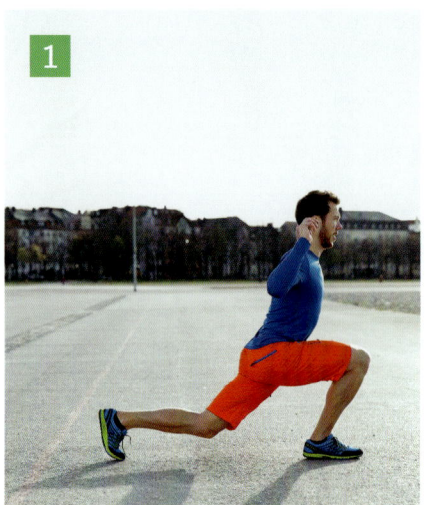

86 Lunges-Walk

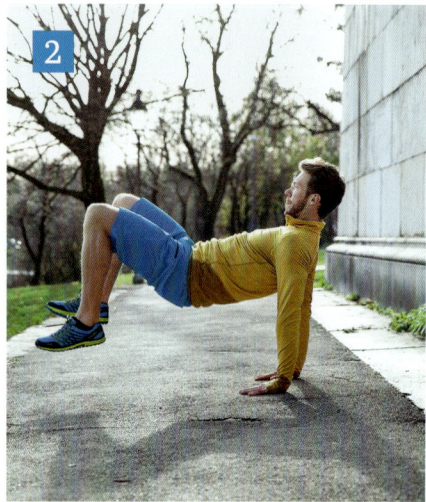

40 Brückensprung

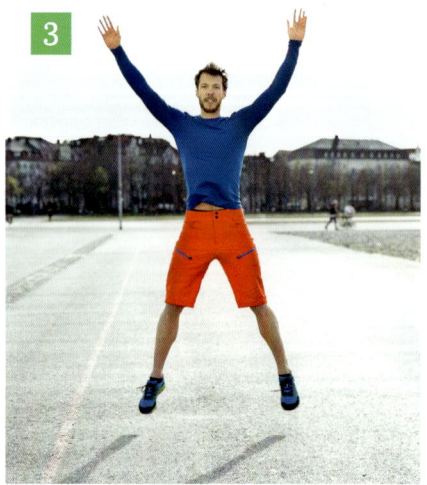

72 Hampelmann

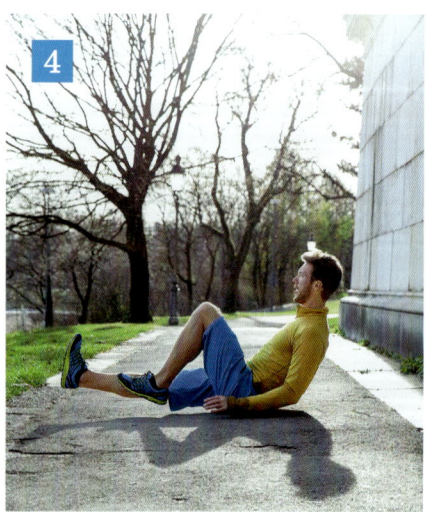

58 Radfahrer

WOCHE 3

Aufwärmen

⏱ 60 Sekunden

⏱ 30 Sekunden

↻ 4 Sätze

9 Fußkreisen

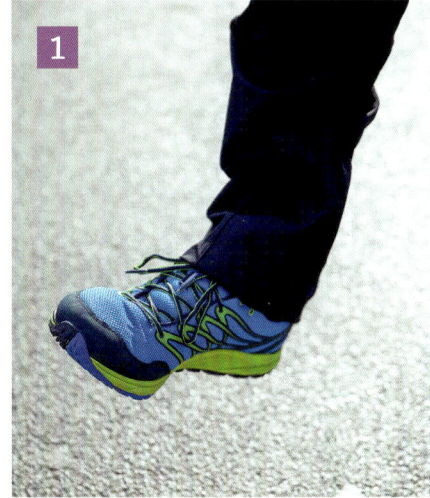

3 Nackenkreisen

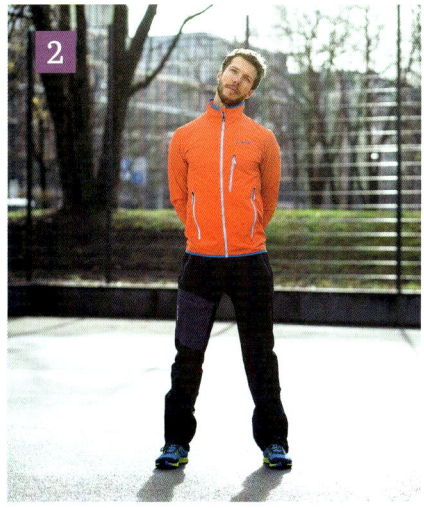

5 Armkreisen

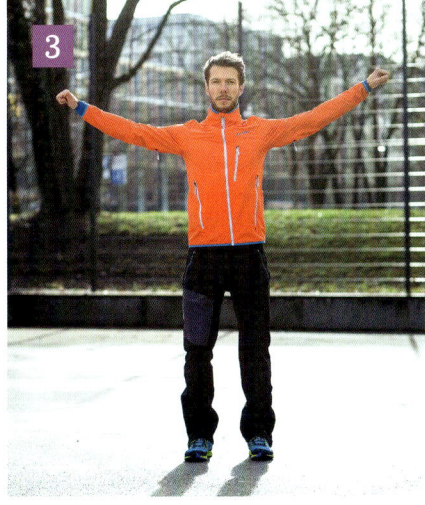

11 Ausfallschritt
mit Drehung

WOCHE 3
1. Tag

 30 Sekunden

60 Sekunden

3 Sätze

2 x 15 Minuten
*bei 70 % der
maximalen
Herzfrequenz*

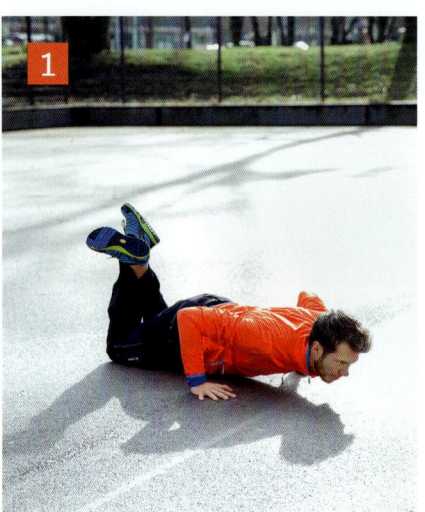

20 Knie-Liegestütz

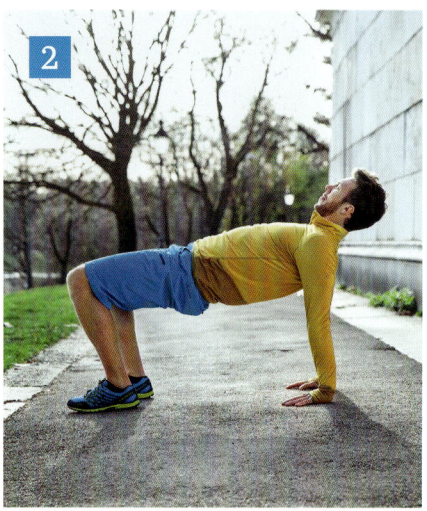

35 Brücke (normal)

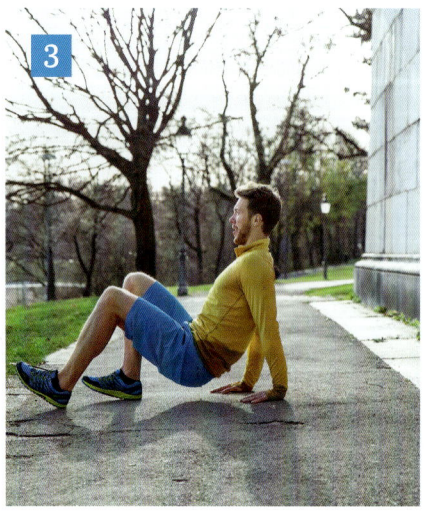

42 Krabbengang

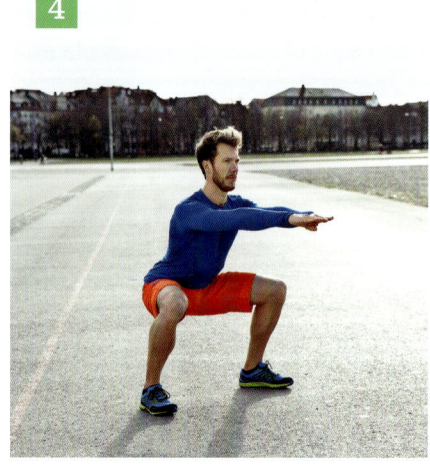

67 Sumo-Kniebeuge

WOCHE 3
2. Tag

 30 Sekunden

60 Sekunden

3 Sätze

2 x 15 Minuten
*bei 70 % der
maximalen
Herzfrequenz*

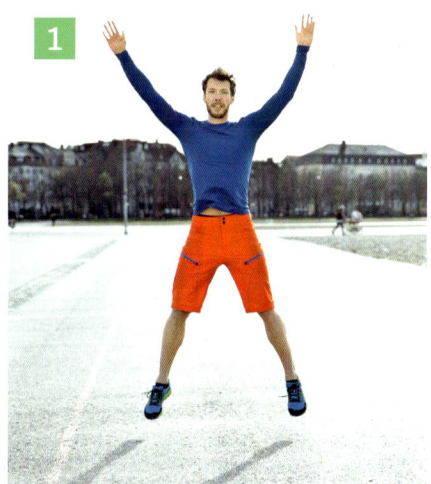

72 Hampelmann

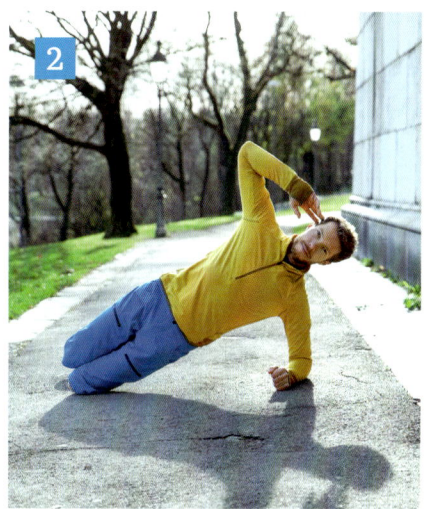

52 Knie-Seitstütz

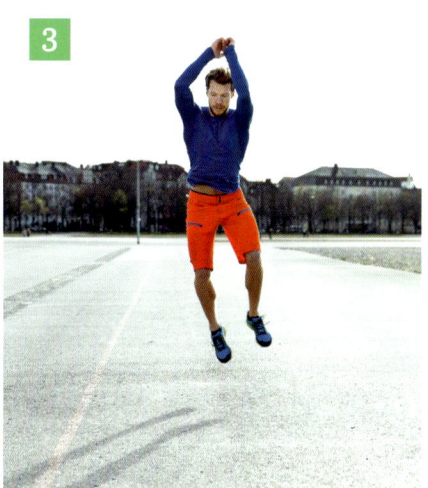

76 Seitsprung

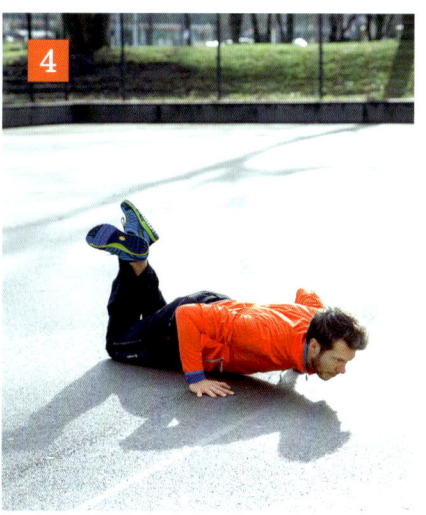

20 Knie-Liegestütz

WOCHE 3
3. Tag

🕐 30 Sekunden

🕑 60 Sekunden

⭘ 3 Sätze

🏃 2 x 15 Minuten
*bei 70 % der
maximalen
Herzfrequenz*

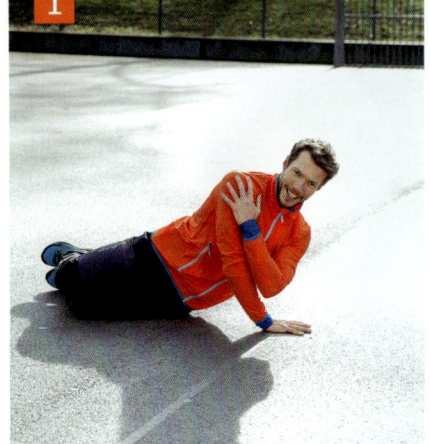

33 Seit-Liegestütz

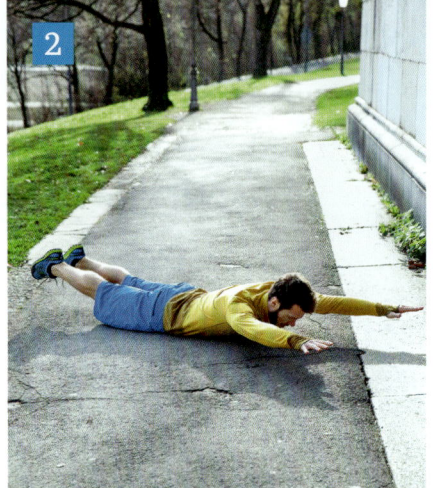

43 Supermann

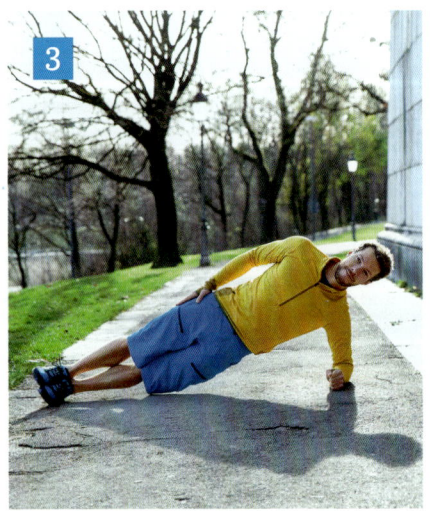

53 Seitstütz

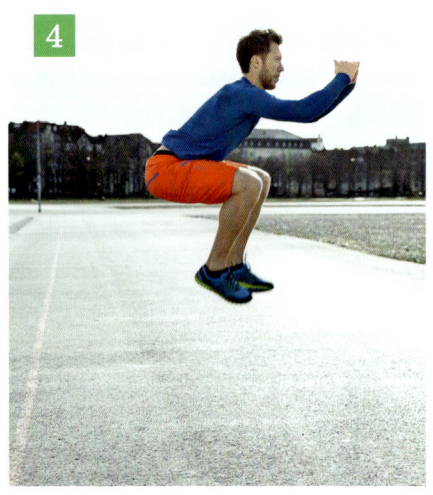

69 Sprung

WOCHE 4

Aufwärmen

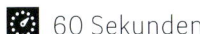 60 Sekunden

30 Sekunden

4 Sätze

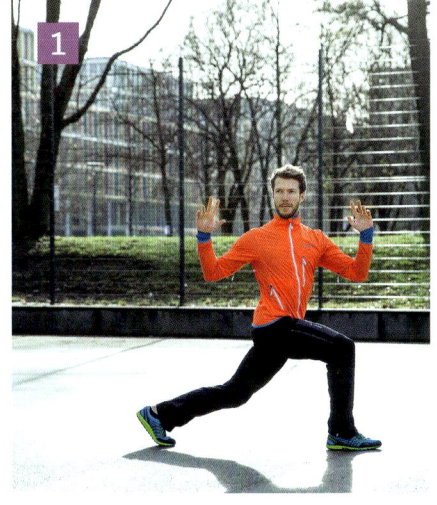

11 Ausfallschritt
mit Drehung

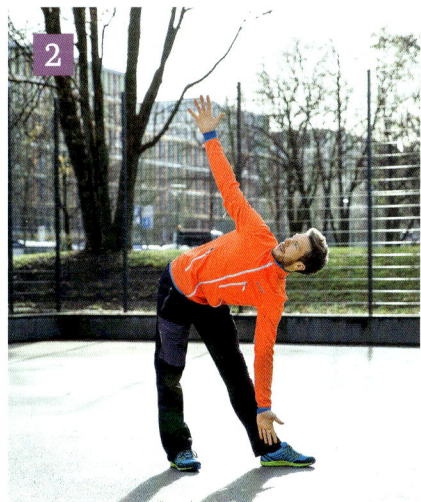

7 Windmühle

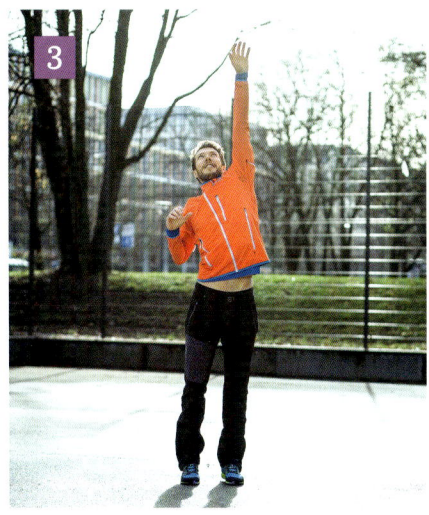

4 Apfelpflücken

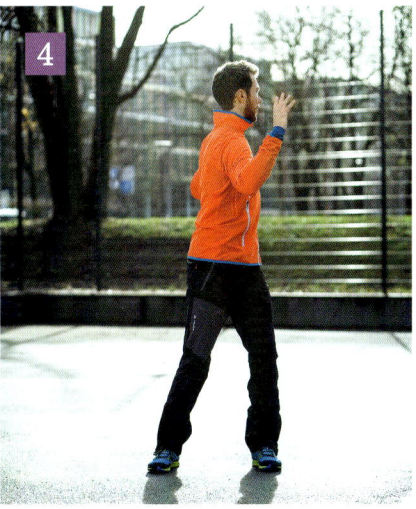

2 Seitdrehen

WOCHE 4
1. Tag

⏱ 40 Sekunden

⏳ 40 Sekunden

🔄 4 Sätze

🏃 2 x 10 Minuten
*bei 75 % der
maximalen
Herzfrequenz*

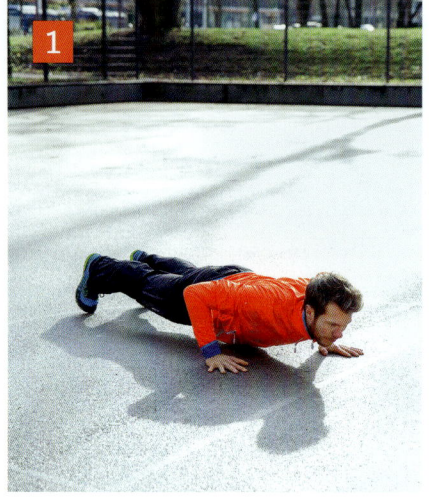

17 Liegestütz

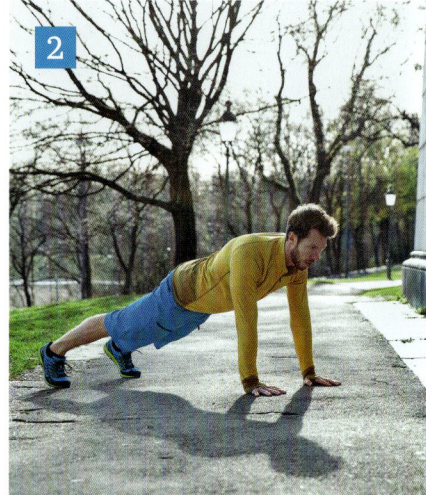

47 Stütz

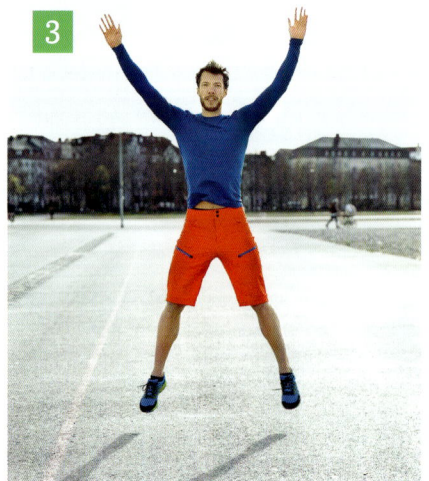

72 Hampelmann

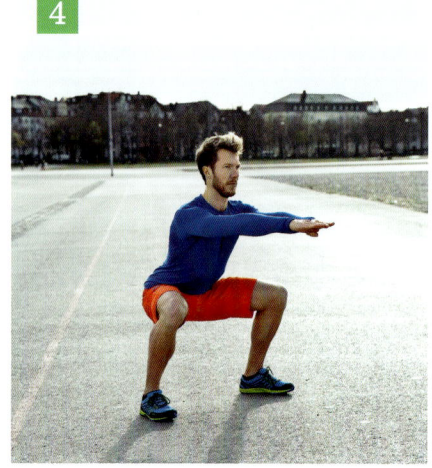

67 Sumo-Kniebeuge

WOCHE 4
2. Tag

 40 Sekunden

40 Sekunden

4 Sätze

2 x 10 Minuten *bei 75 % der maximalen Herzfrequenz*

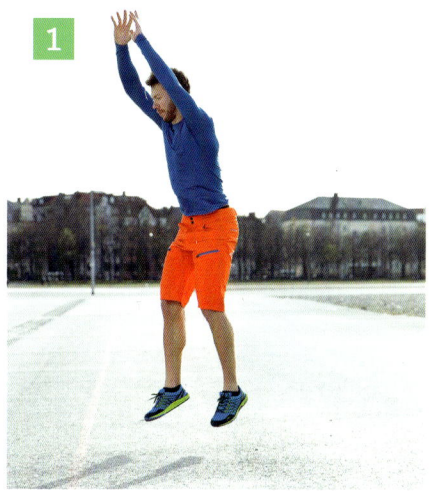

81 Drehsprung

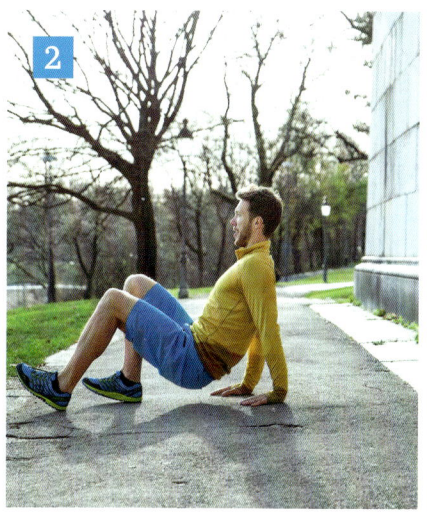

42 Krabbengang

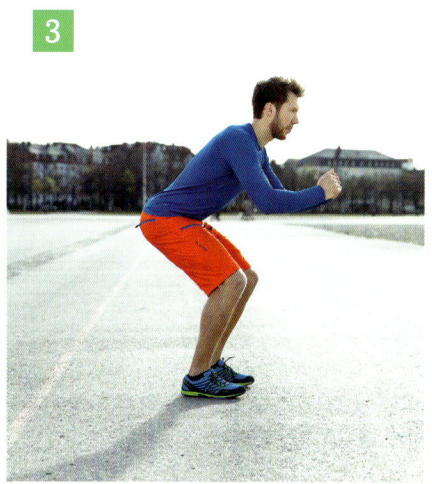

73 Wippen

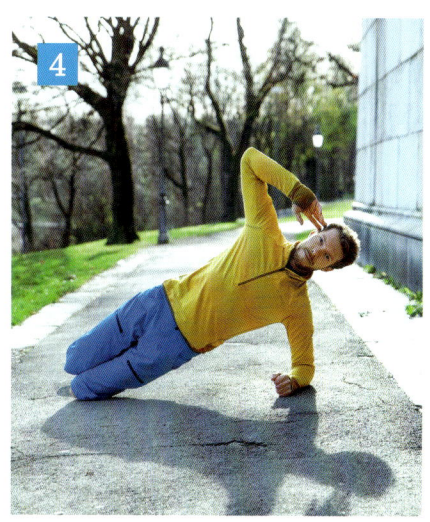

52 Knie-Seitstütz

WOCHE 4
3. Tag

⏱ 40 Sekunden

⏱ 40 Sekunden

🔄 4 Sätze

🏃 2 x 10 Minuten
*bei 75 % der
maximalen
Herzfrequenz*

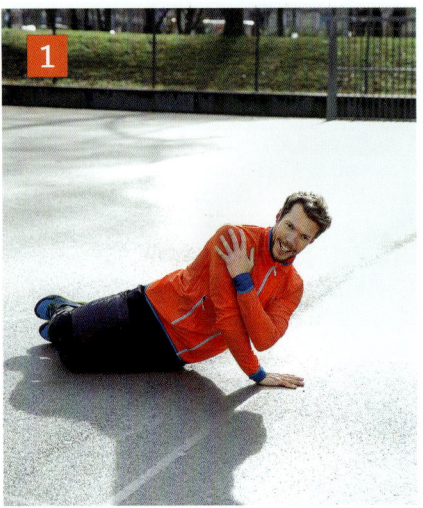

33 Seit-Liegestütz

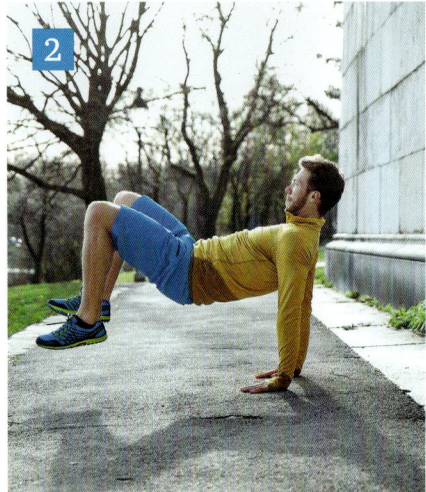

40 Brückensprung

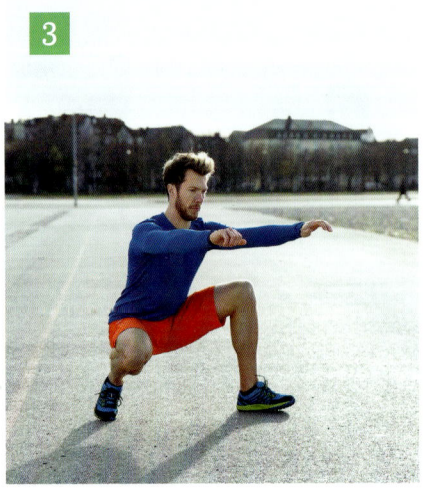

75 Kniebeugenlauf

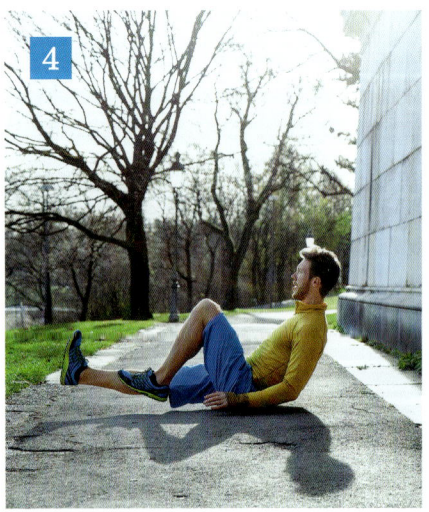

58 Radfahrer

WOCHE 5

Aufwärmen

🕐 60 Sekunden

⏱ 30 Sekunden

⏲ 4 Sätze

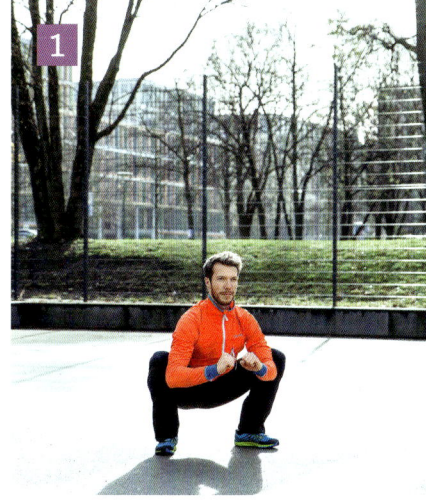

13 Gobletsquat

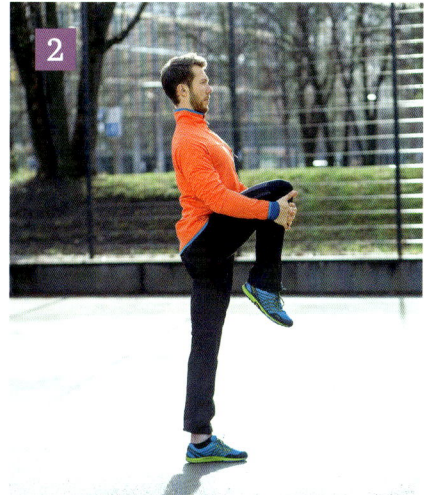

6 Kniezug

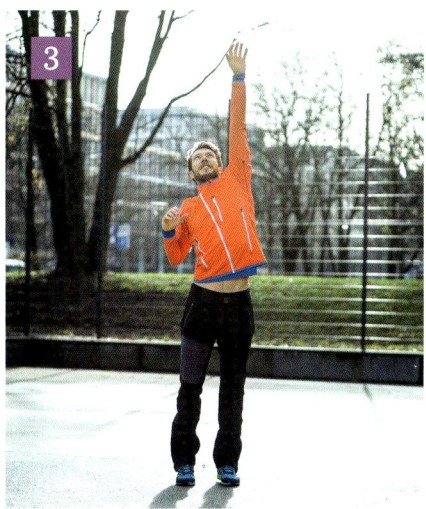

4 Apfelpflücken

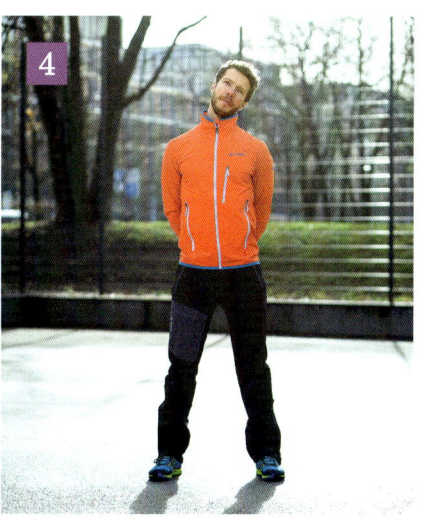

3 Nackenkreisen

WOCHE 5
1. Tag

- ⏱ 40 Sekunden
- ⏲ 30 Sekunden
- ⏱ 4 Sätze
- 🏃 2 x 15 Minuten *bei 75 % der maximalen Herzfrequenz*

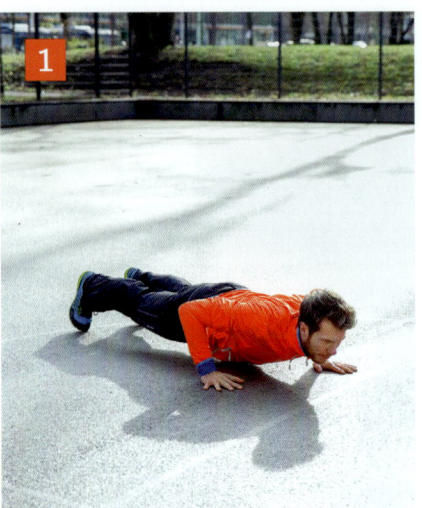

17 Liegestütz

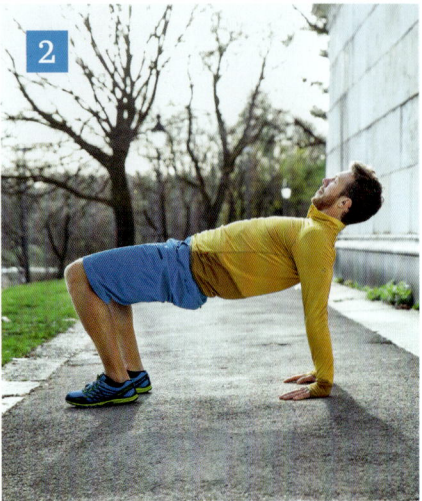

35 Brücke (normal)

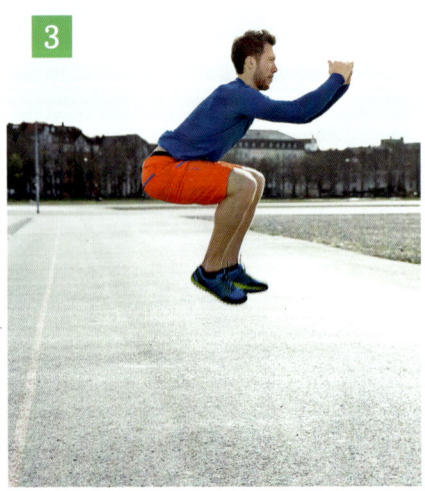

69 Sprung

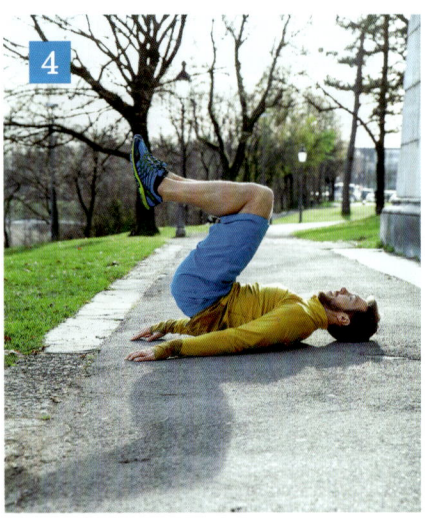

64 Gesäßheben

WOCHE 5
2. Tag

 40 Sekunden

30 Sekunden

4 Sätze

2 x 15 Minuten
bei 75 % der maximalen Herzfrequenz

1

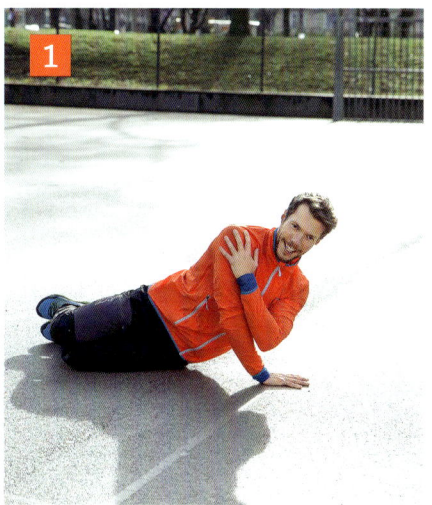

33 Seit-Liegestütz

2

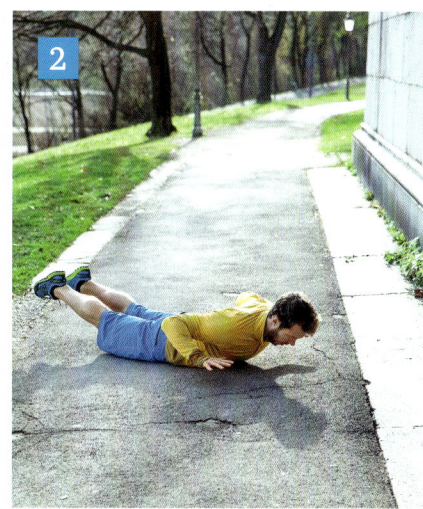

44 W-Supermann

3

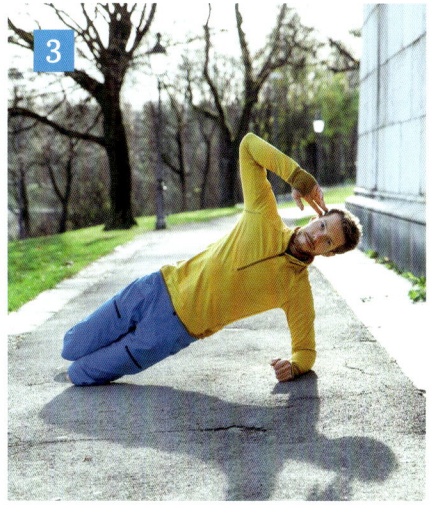

52 Knie-Seitstütz

4

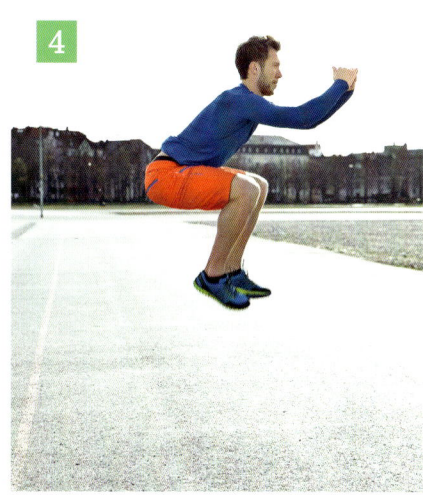

69 Sprung

WOCHE 5
3. Tag

 40 Sekunden

30 Sekunden

4 Sätze

2 x 15 Minuten *bei 75 % der maximalen Herzfrequenz*

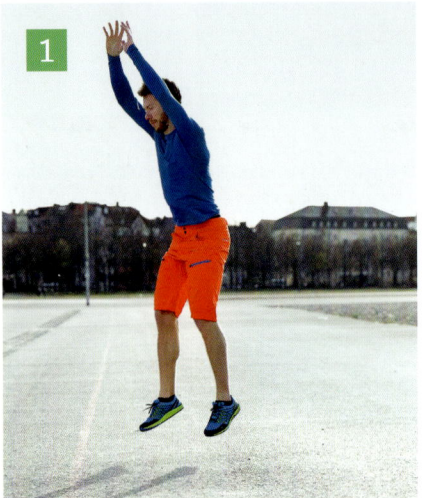

81 Drehsprung

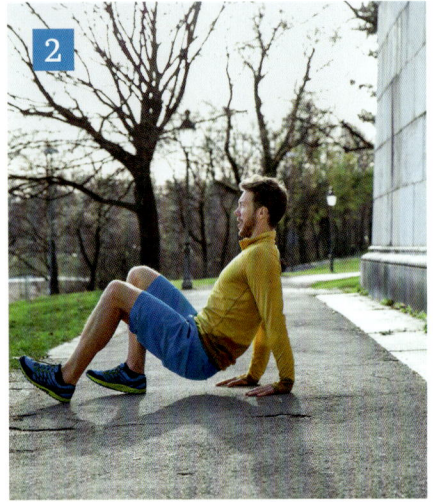

42 Krabbengang

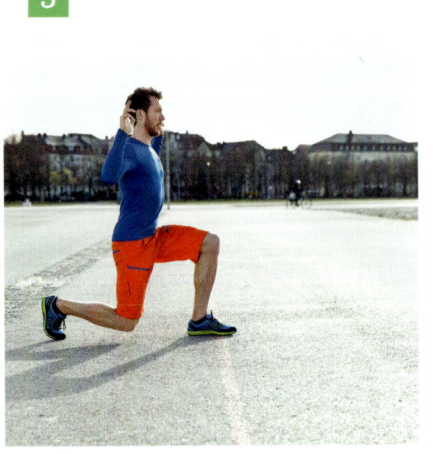

77 Ausfallschritt (nach hinten)

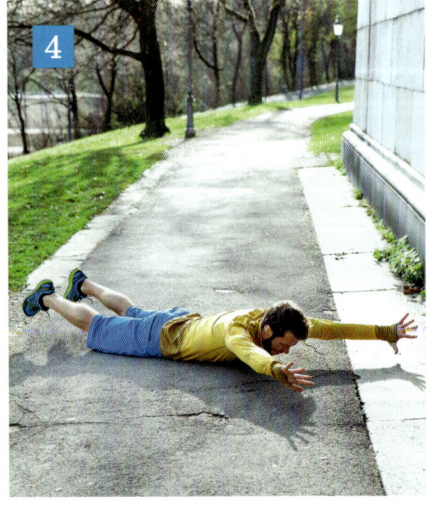

46 Y-Supermann

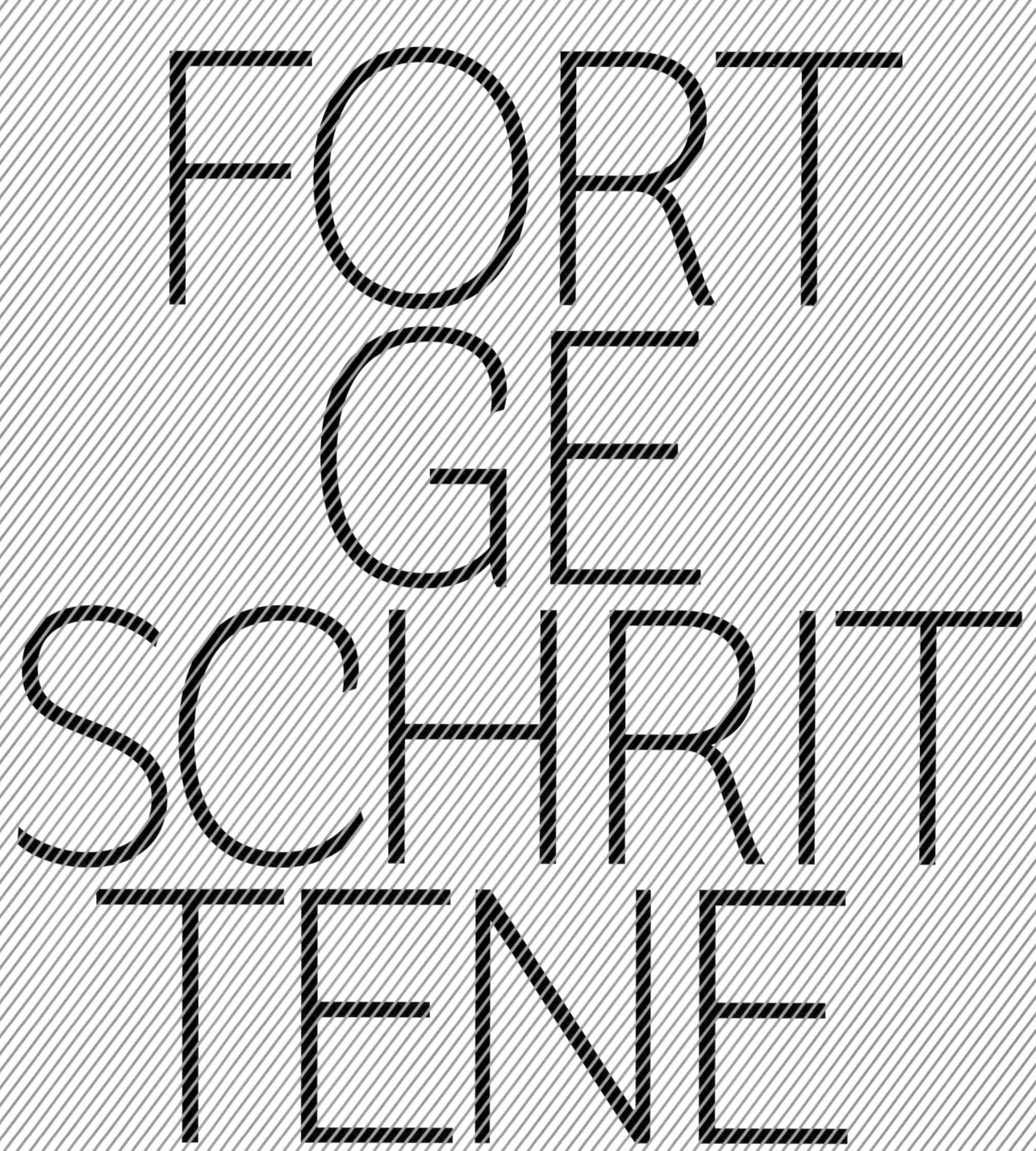

FORT
GE
SCHRIT
TENE

WOCHE 6
Aufwärmen

 60 Sekunden

 30 Sekunden

 4 Sätze

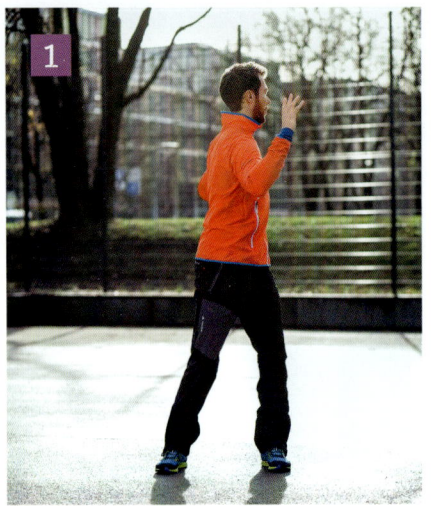

2 Seitdrehen

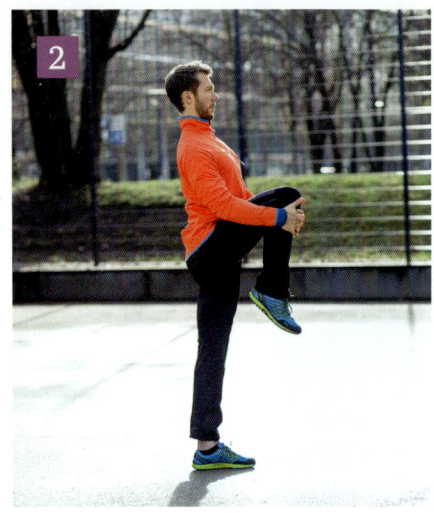

6 Kniezug

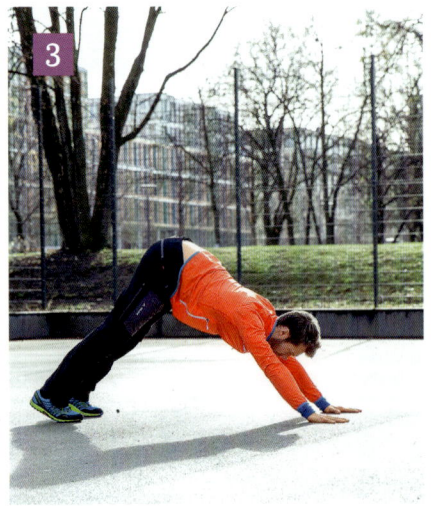

15 Taucher

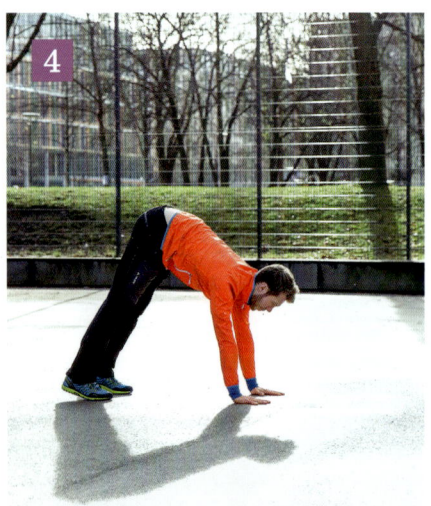

10 Handlauf

WOCHE 6
1. Tag

- ⏱ 40 Sekunden
- ⏱ 30 Sekunden
- ⟳ 4 Sätze
- 🏃 2 x 15 Minuten *bei 70 % der maximalen Herzfrequenz*

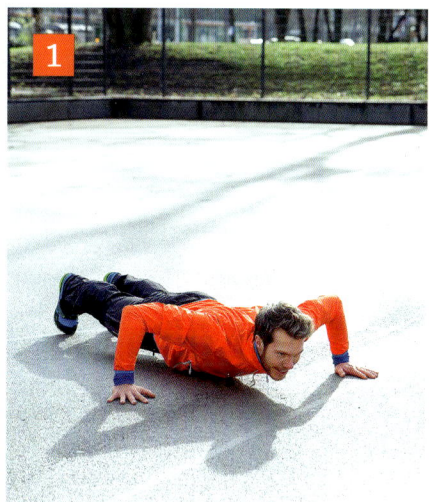

19 Breiter Liegestütz

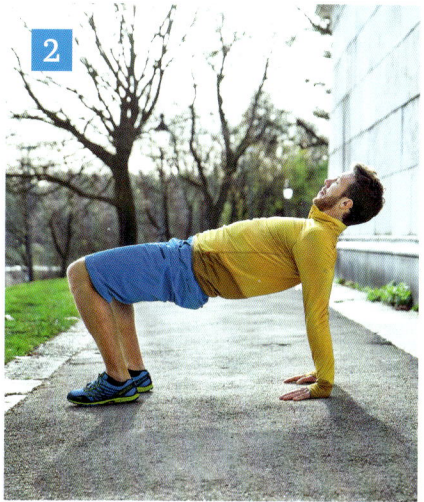

35 Brücke (normal)

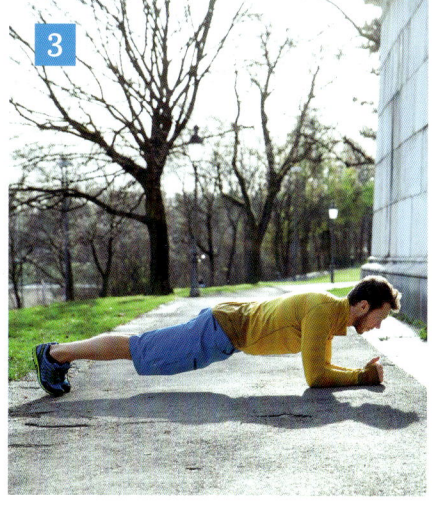

56 Unteramstütz

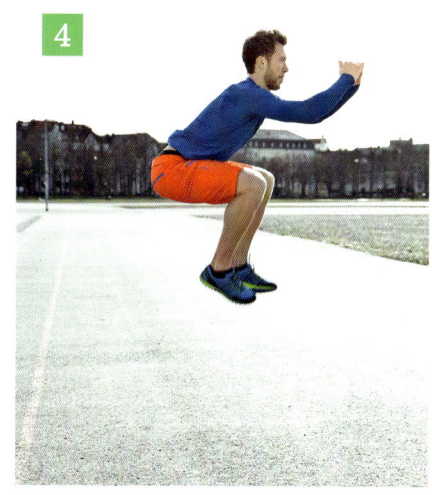

69 Sprung

WOCHE 6
2. Tag

- ⏱ 40 Sekunden
- ⏱ 30 Sekunden
- ⏱ 4 Sätze
- 🏃 2 x 15 Minuten *bei 70 % der maximalen Herzfrequenz*

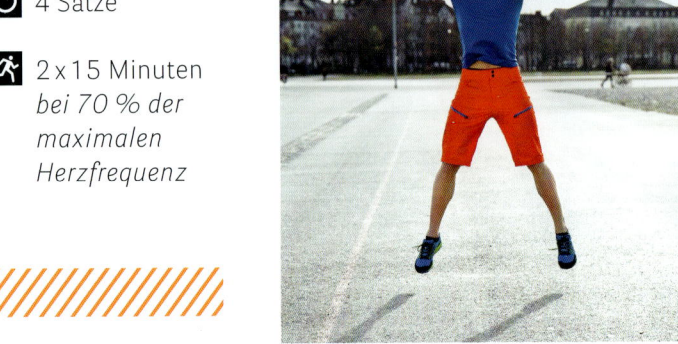

72 Hampelmann

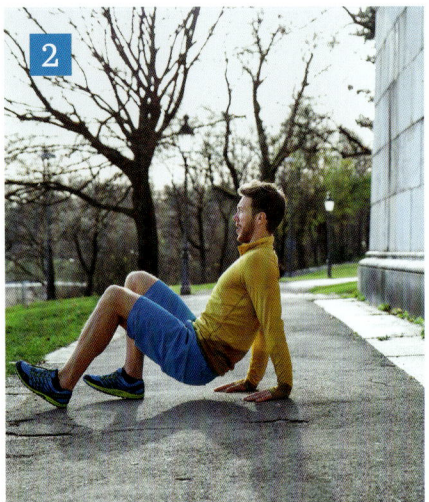

42 Krabbengang

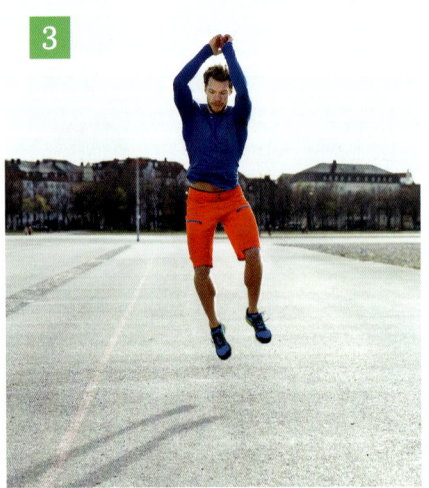

76 Seitsprung

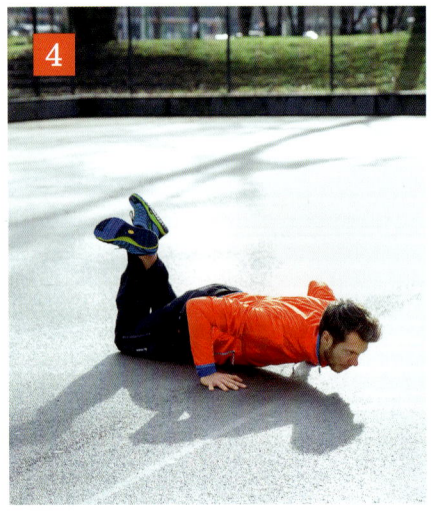

22 Fall-Liegestütz

WOCHE 6
3. Tag

-  40 Sekunden
- 30 Sekunden
- 4 Sätze
- 2 x 15 Minuten *bei 70 % der maximalen Herzfrequenz*

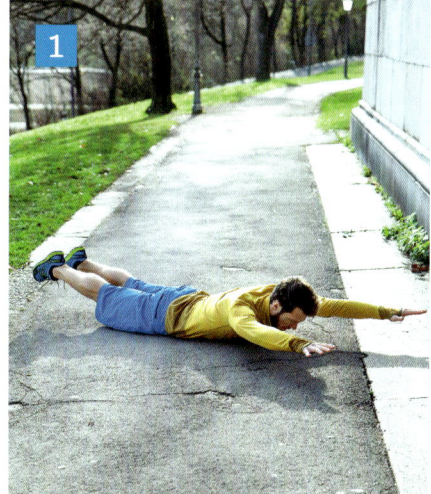

43 Supermann

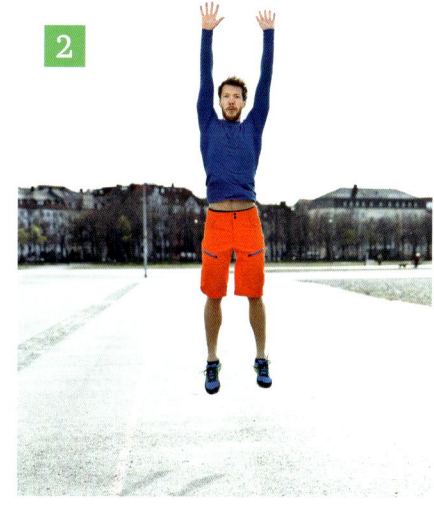

71 Strecksprung

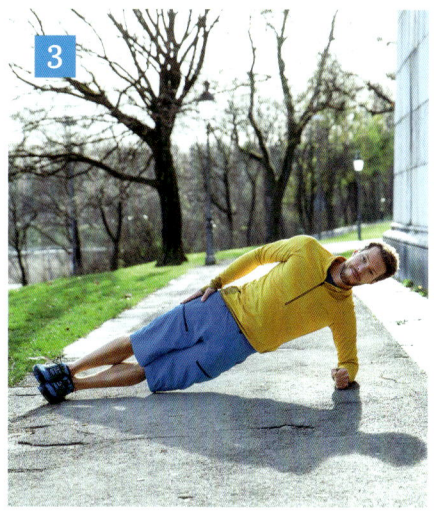

53 Seitstütz

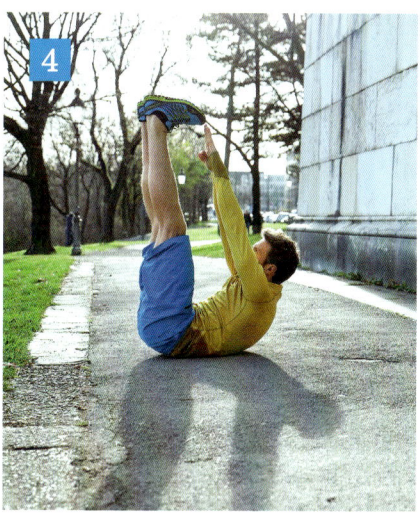

63 Klappmesser

WOCHE 7
Aufwärmen

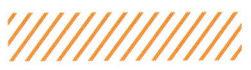 60 Sekunden

30 Sekunden

4 Sätze

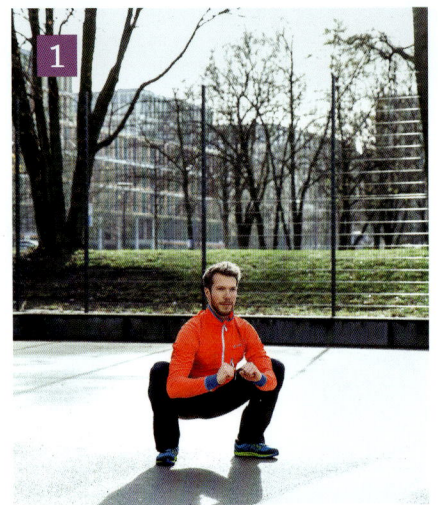

13 Gobletsquat

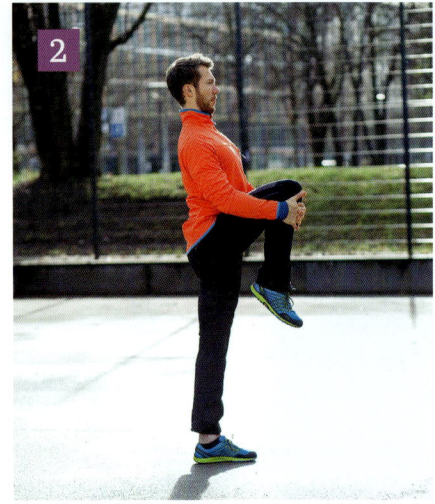

6 Kniezug

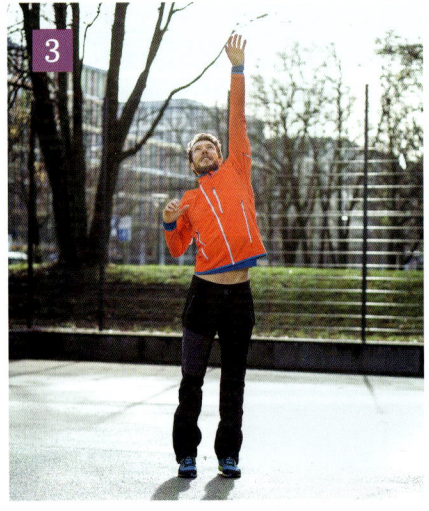

4 Apfelpflücken

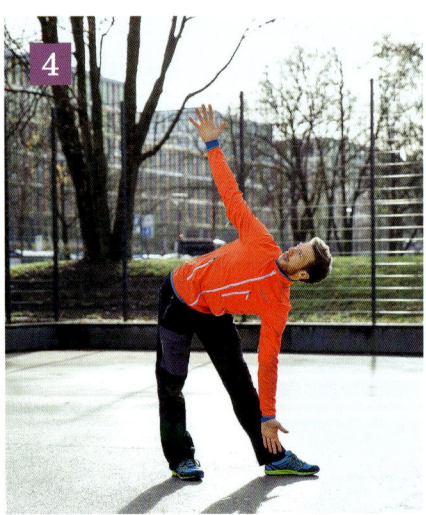

7 Windmühle

WOCHE 7
1. Tag

- ⏱ 40 Sekunden
- ⏱ 20 Sekunden
- ⏱ 4 Sätze
- 🏃 2 x 15 Minuten *bei 70 % der maximalen Herzfrequenz*

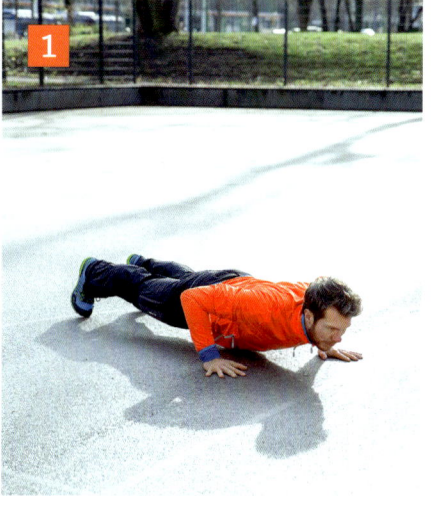

17 Liegestütz

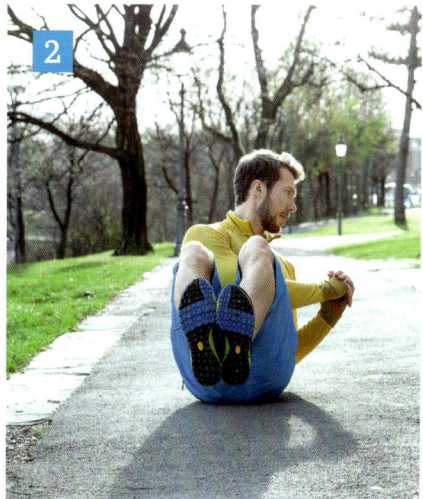

59 Twist

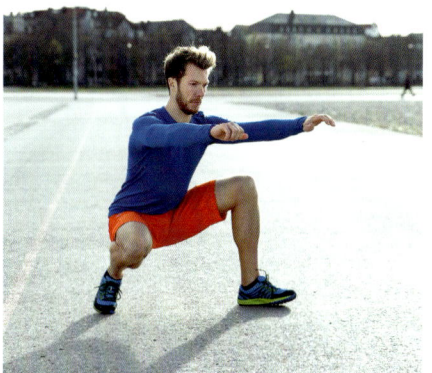

75 Kniebeugenlauf

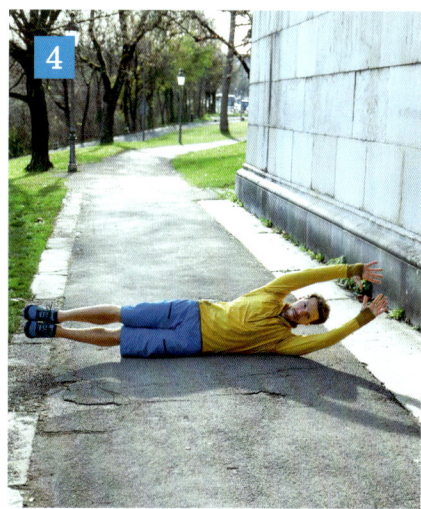

51 Rollende Banane

WOCHE 7
2. Tag

- ⏱ 40 Sekunden
- ⏱ 20 Sekunden
- ⏱ 4 Sätze
- 🏃 2 x 15 Minuten *bei 75 % der maximalen Herzfrequenz*

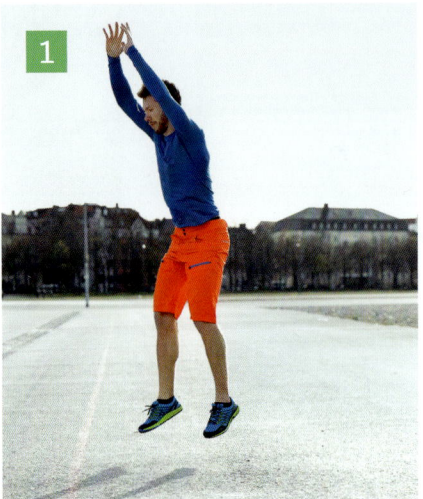

81 Drehsprung

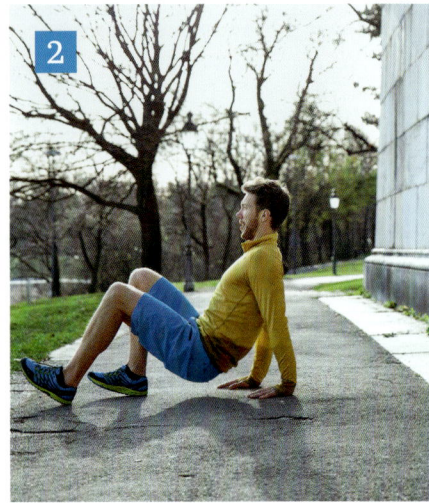

42 Krabbengang

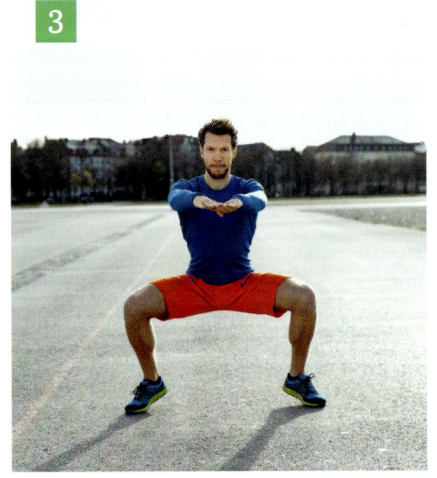

74 Zehenkniebeuge

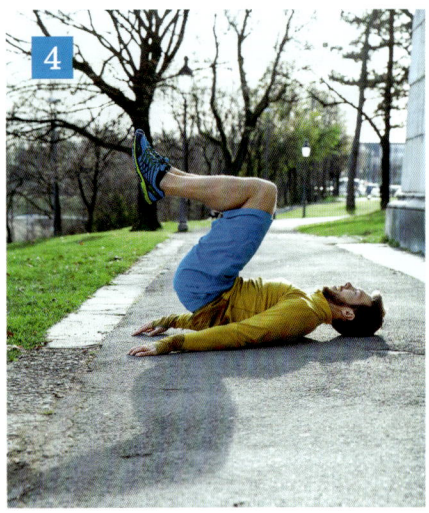

64 Gesäßheben

WOCHE 7
3. Tag

⏱ 40 Sekunden

⏱ 20 Sekunden

🔄 4 Sätze

🏃 2 x 15 Minuten *bei 75 % der maximalen Herzfrequenz*

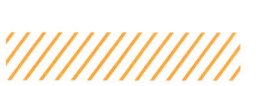

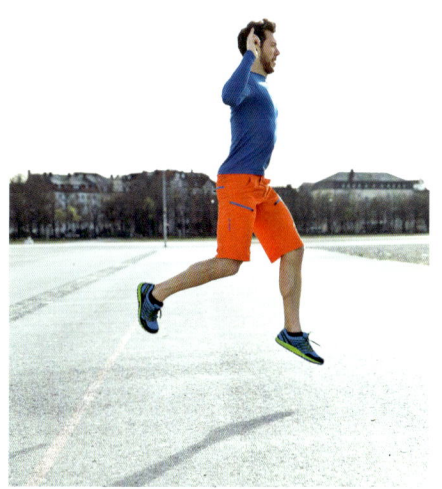

80 Ausfallschritt (Wechselsprung)

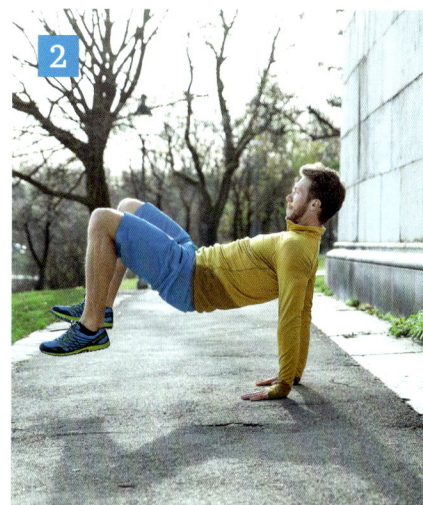

40 Brückensprung

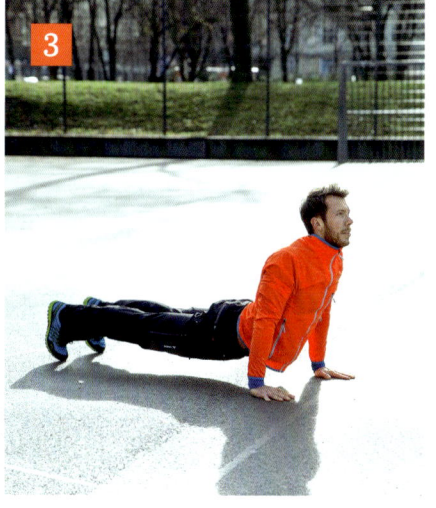

28 Taucher

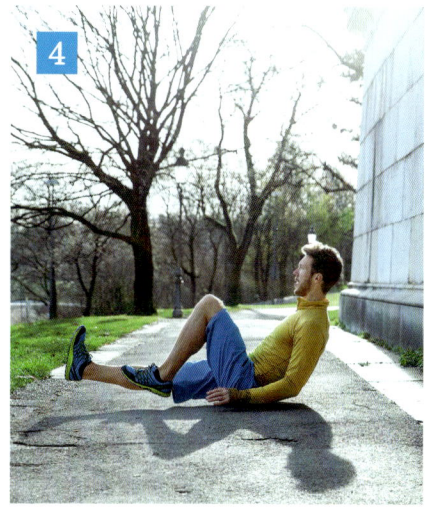

58 Radfahrer

WOCHE 8

Aufwärmen

⏱ 60 Sekunden

⏲ 30 Sekunden

↻ 4 Sätze

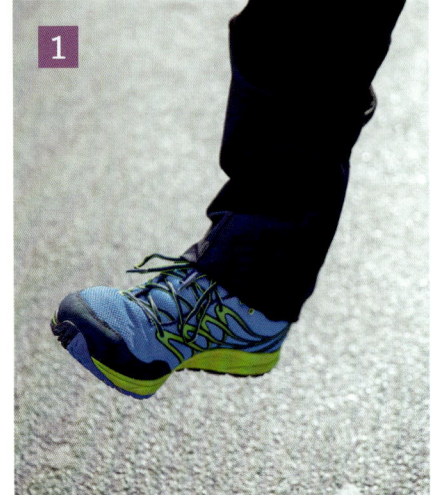

9 Fußkreisen

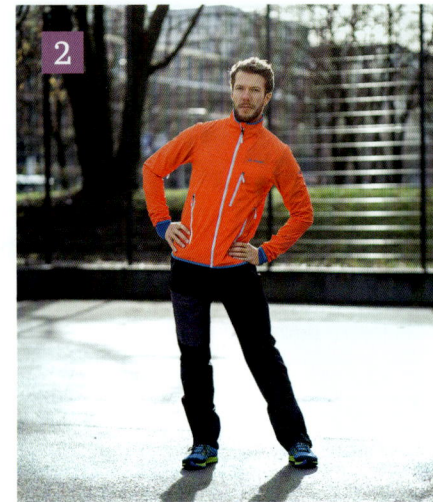

1 Hüftdrehen

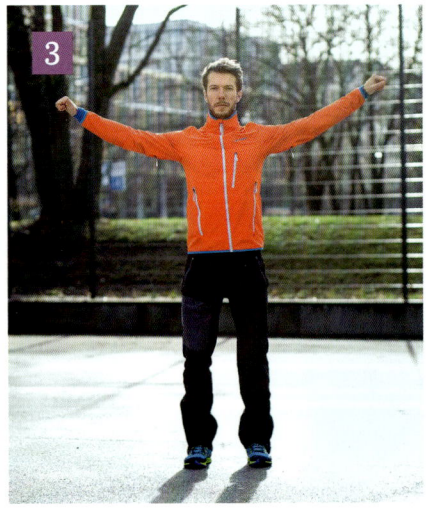

5 Armkreisen

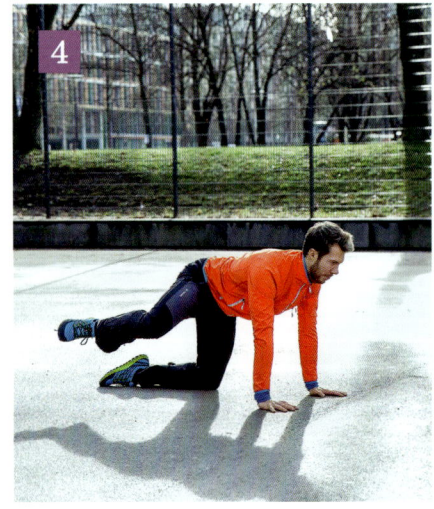

16 Vierfüßlerkreisen

WOCHE 8
1. Tag

- 40 Sekunden
- 20 Sekunden
- 4 Sätze
- 2 x 20 Minuten *bei 70 % der maximalen Herzfrequenz*

1

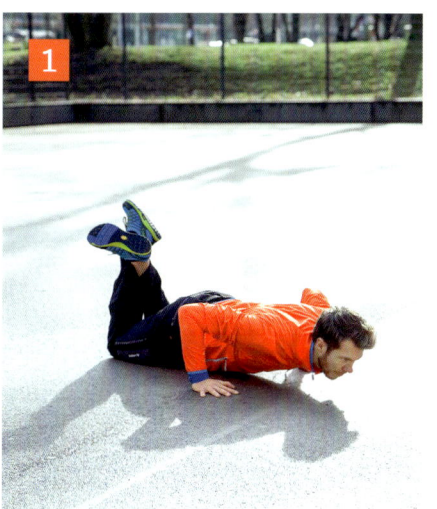

25 Spiderman-Liegestütz

2

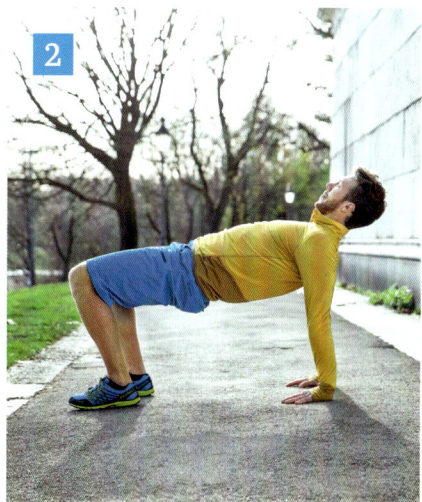

35 Brücke (normal)

3

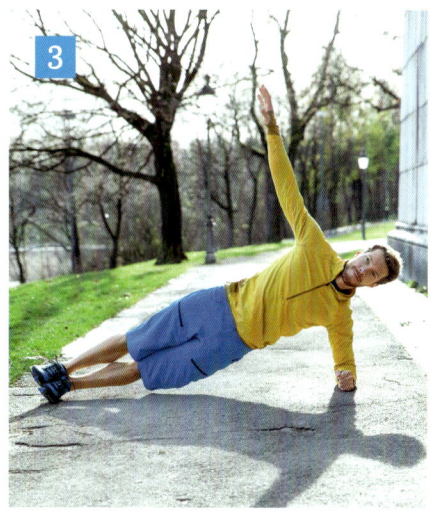

54 Seitstütz mit Arm hoch

4

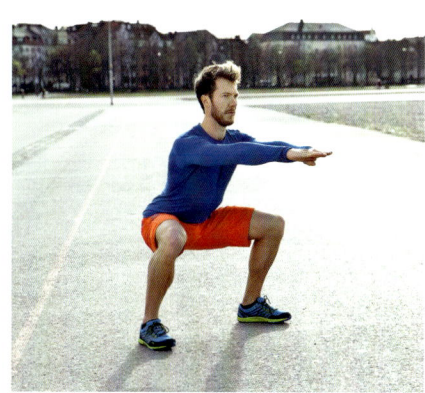

67 Sumo-Kniebeuge

WOCHE 8
2. Tag

- 40 Sekunden
- 20 Sekunden
- 4 Sätze
- 2 x 20 Minuten *bei 70 % der maximalen Herzfrequenz*

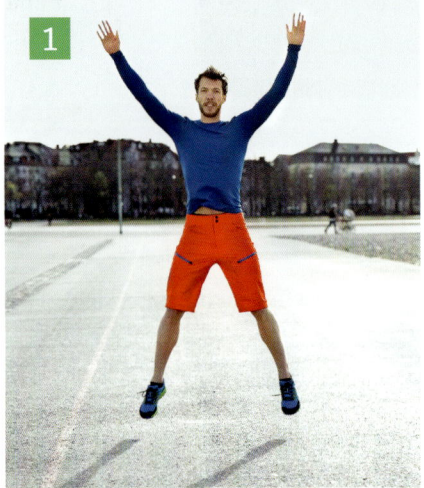

72 Hampelmann

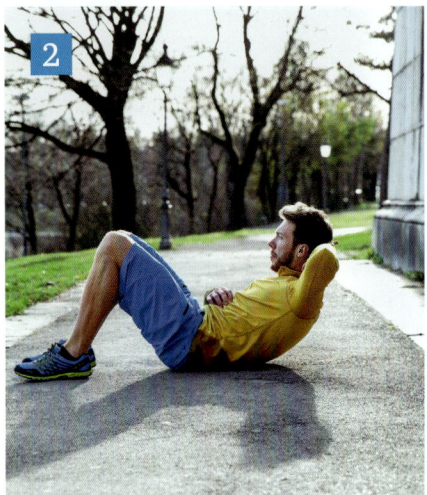

61 Crunch

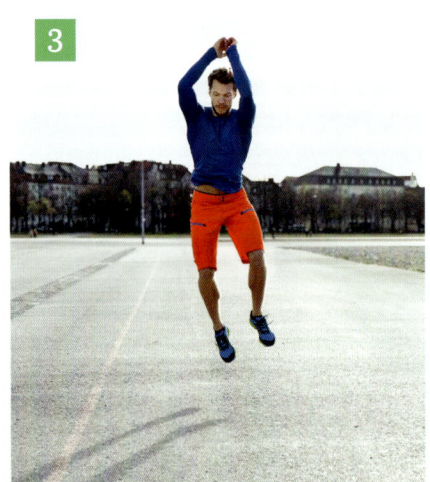

76 Seitsprung

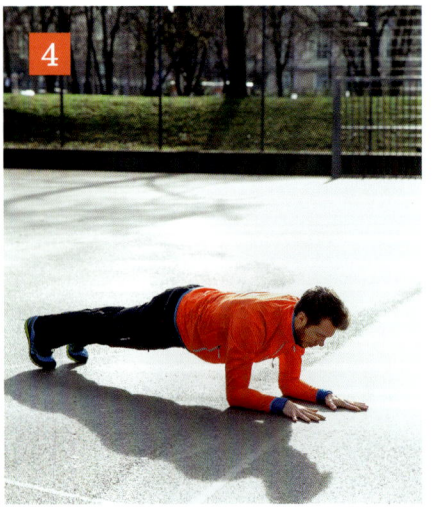

29 Ellenbogen-Liegestütz

WOCHE 8
3. Tag

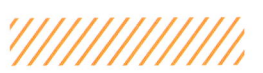 40 Sekunden

20 Sekunden

4 Sätze

2 x 20 Minuten *bei 75 % der maximalen Herzfrequenz*

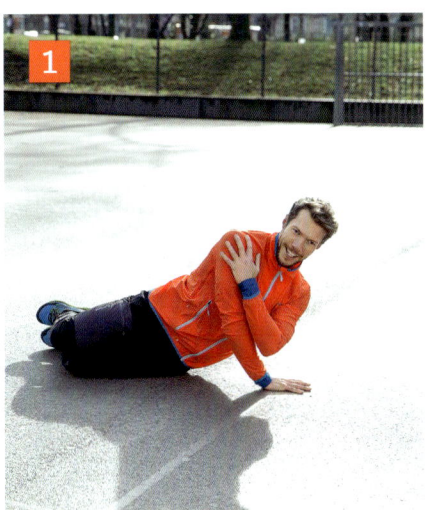

33 Seit-Liegestütz

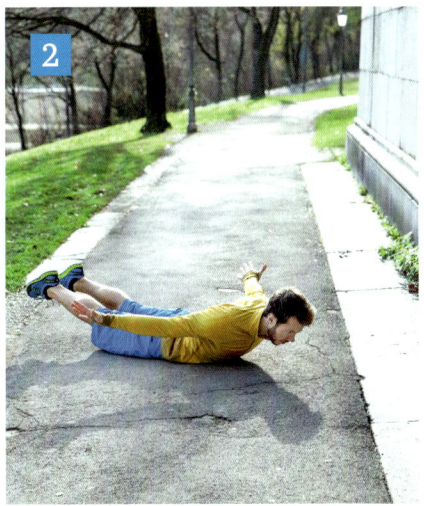

45 T-Supermann

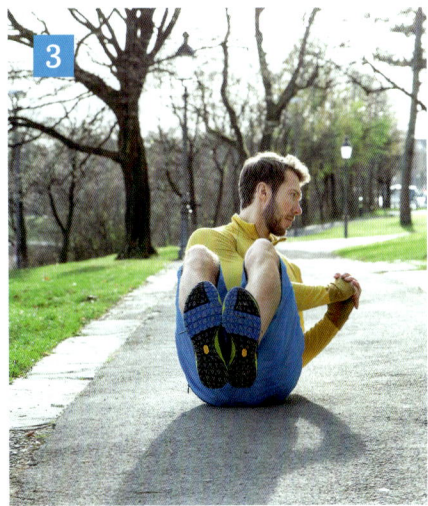

59 Twist

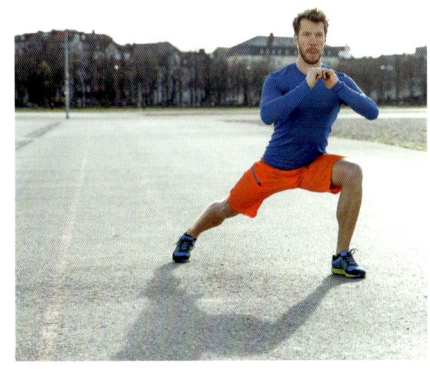

84 Seitausfallschritt (45 Grad)

WOCHE 9

Aufwärmen

 60 Sekunden

30 Sekunden

4 Sätze

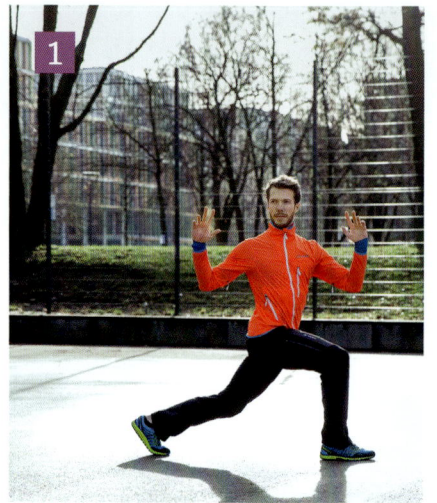

11 Ausfallschritt
   mit Drehung

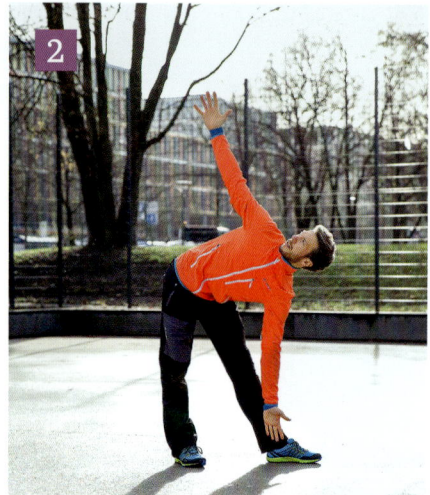

7 Windmühle

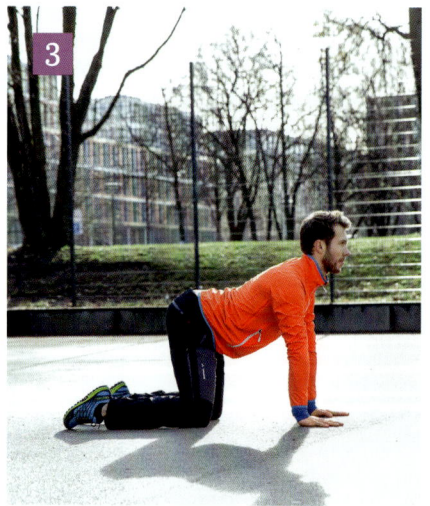

14 Hängebauch-
   Katzenbuckel

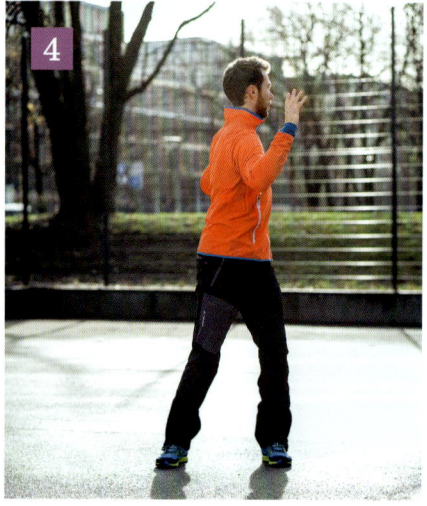

2 Seitdrehen

WOCHE 9
1. Tag

- 45 Sekunden
- 15 Sekunden
- 4 Sätze
- 2 x 20 Minuten *bei 75 % der maximalen Herzfrequenz*

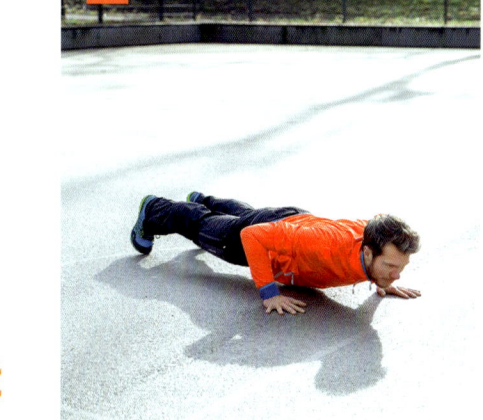

17 Liegestütz

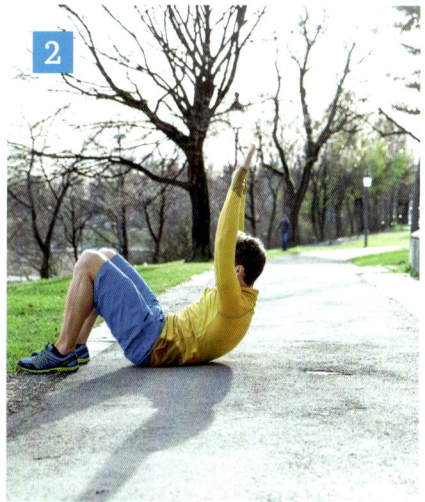

62 Crunch (gestreckt)

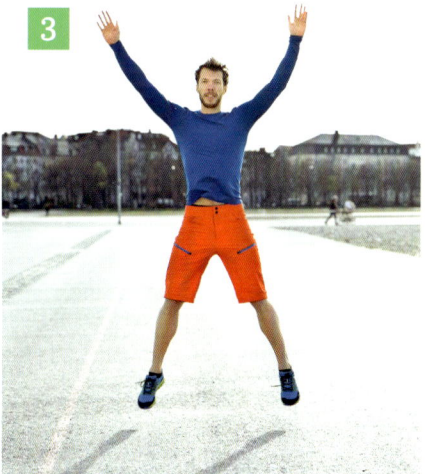

72 Hampelmann

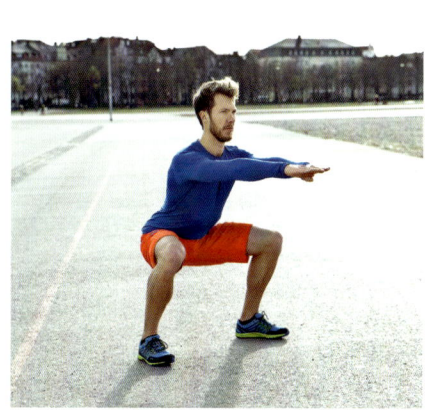

67 Sumo-Kniebeuge

WOCHE 9
2. Tag

 45 Sekunden

 15 Sekunden

 4 Sätze

 2 x 20 Minuten *bei 75 % der maximalen Herzfrequenz*

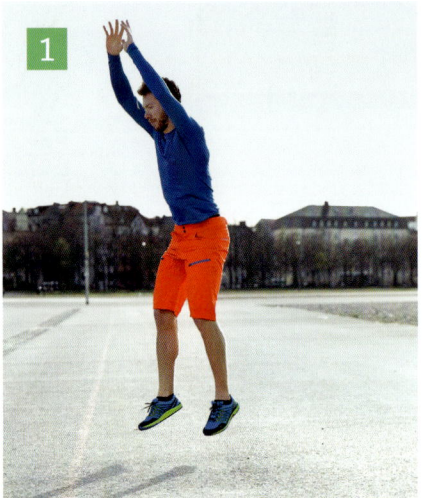

81 Drehsprung

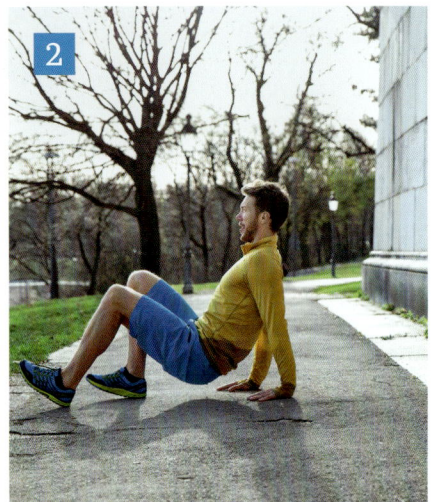

42 Krabbengang

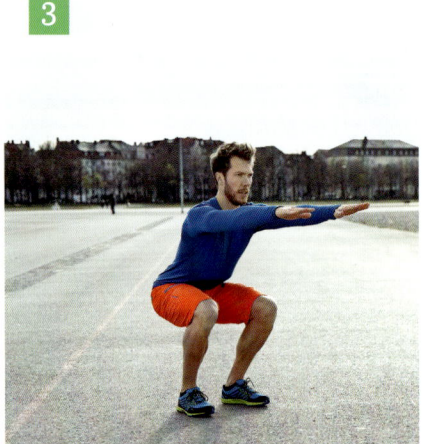

66 Kniebeuge

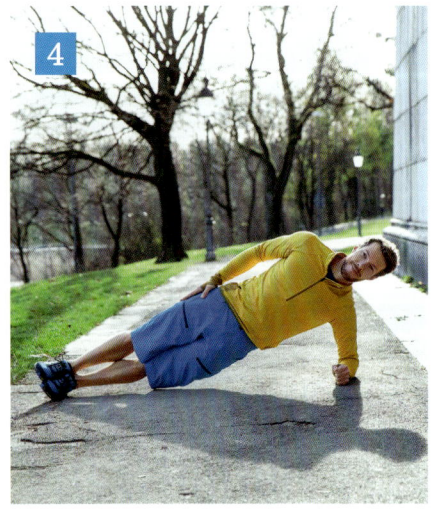

53 Seitstütz

WOCHE 9
3. Tag

🕐 45 Sekunden

⏲ 15 Sekunden

⏱ 4 Sätze

🏃 2 x 20 Minuten
*bei 75 % der
maximalen
Herzfrequenz*

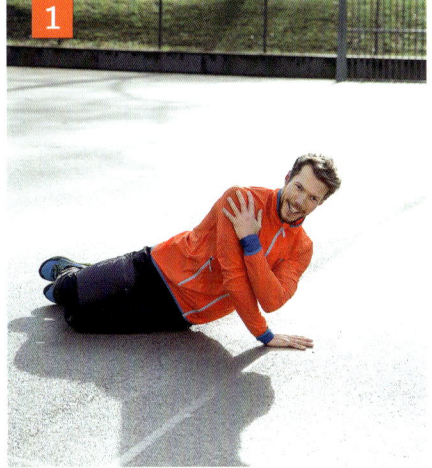

33 Seit-Liegestütz

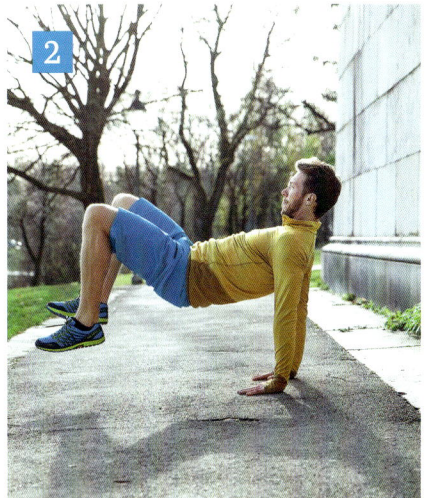

40 Brückensprung

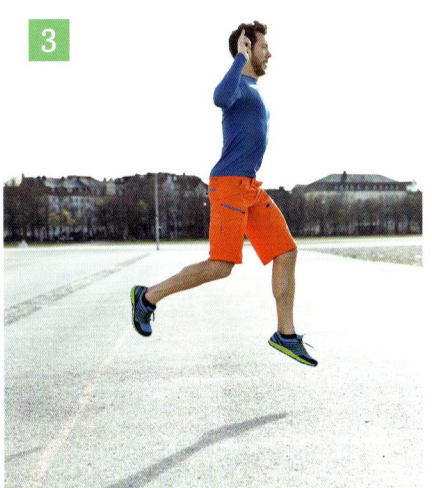

80 Ausfallschritt
(Wechselsprung)

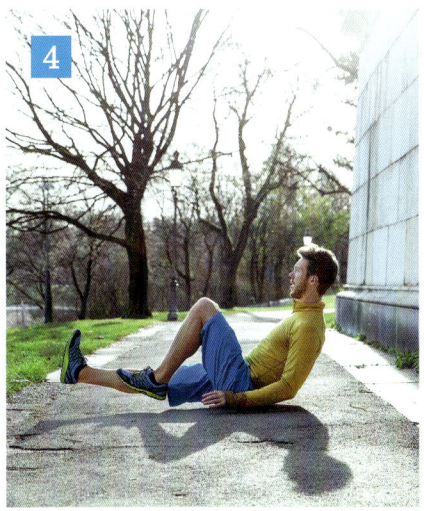

58 Radfahrer

WOCHE 10

Aufwärmen

 60 Sekunden

30 Sekunden

4 Sätze

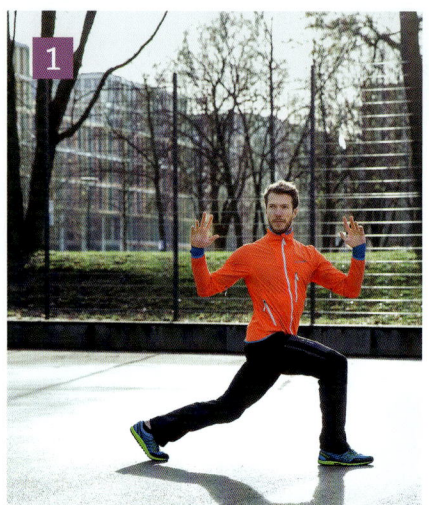

11 Ausfallschritt
mit Drehnung

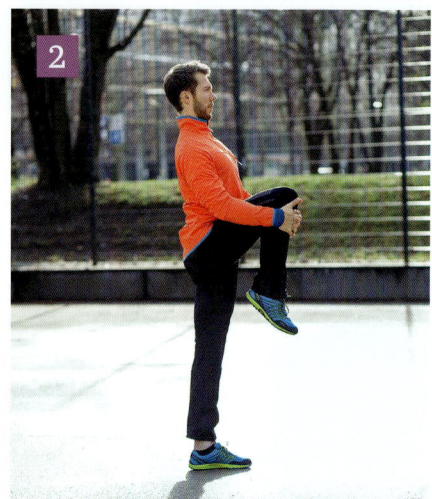

6 Kniezug

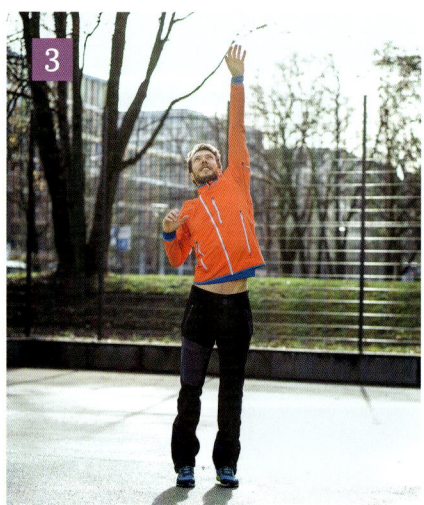

4 Apfelpflücken

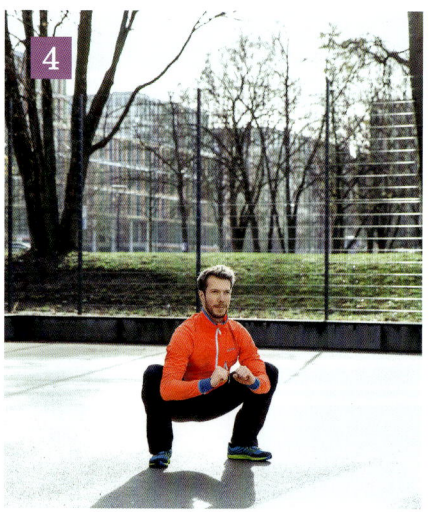

13 Gobletsquat

WOCHE 10
1. Tag

- ⏱ 50 Sekunden
- ⏳ 15 Sekunden
- 🔄 4 Sätze
- 🏃 2 x 20 Minuten *bei 80 % der maximalen Herzfrequenz*

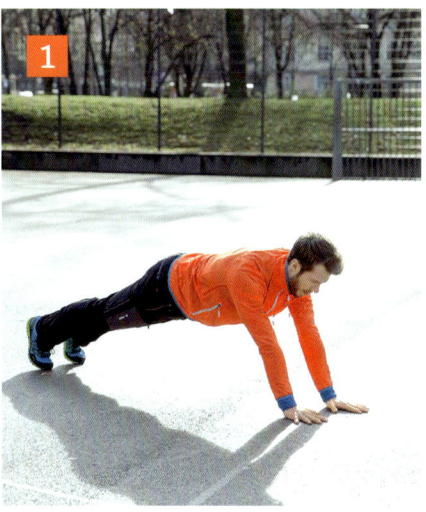

30 Säge-Liegestütz

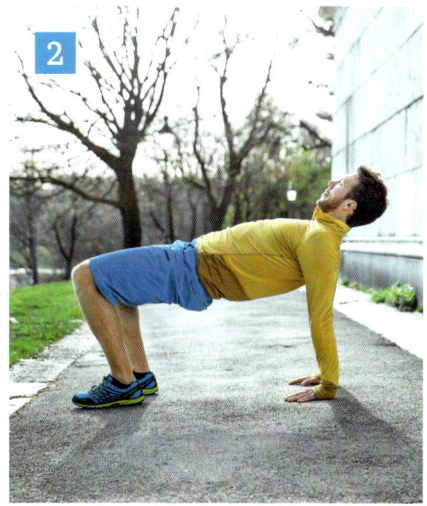

35 Brücke (normal)

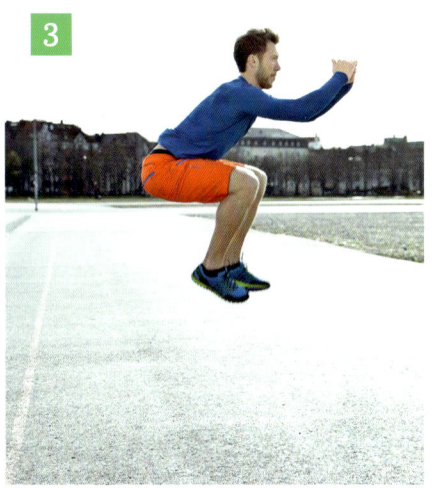

69 Sprung

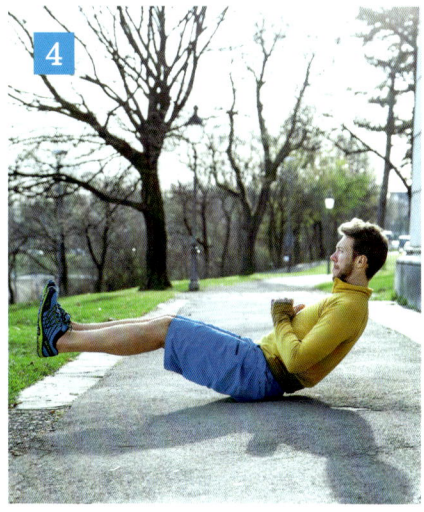

60 Beinstrecker

WOCHE 10
2. Tag

- ⏱ 50 Sekunden
- ⏲ 15 Sekunden
- ⟳ 4 Sätze
- 🏃 2 x 20 Minuten *bei 75 % der maximalen Herzfrequenz*

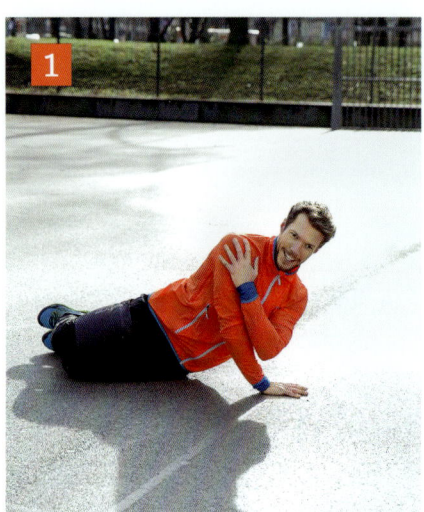

33 Seit-Liegestütz

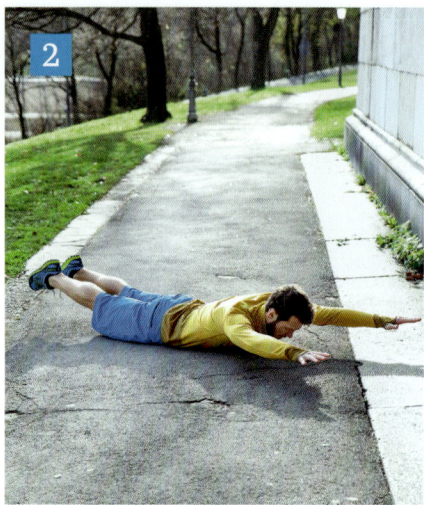

43 Supermann

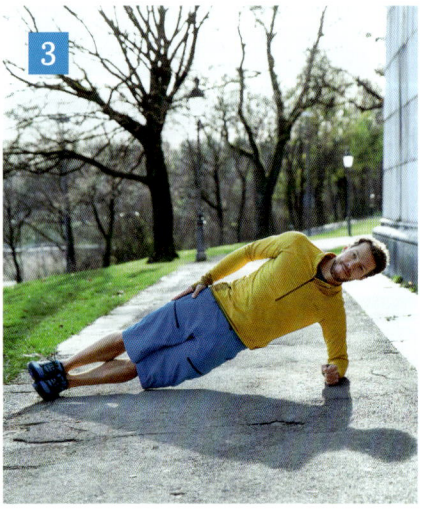

53 Seitstütz

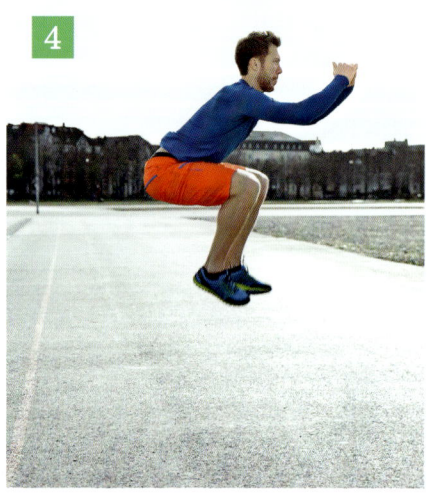

86 Lunges-Walk

WOCHE 10
3. Tag

- ⏱ 50 Sekunden
- ⏱ 15 Sekunden
- 🔄 4 Sätze
- 🏃 2 x 20 Minuten *bei 75 % der maximalen Herzfrequenz*

1

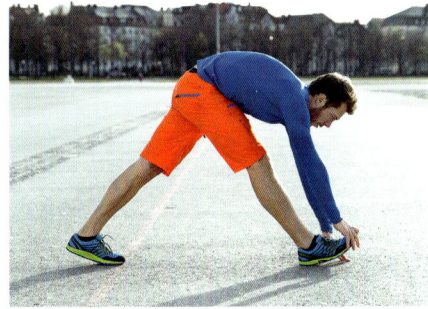

87 Lunges-Streckung

2

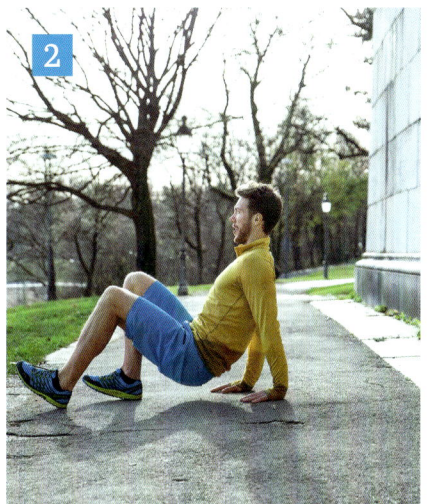

42 Krabbengang

3

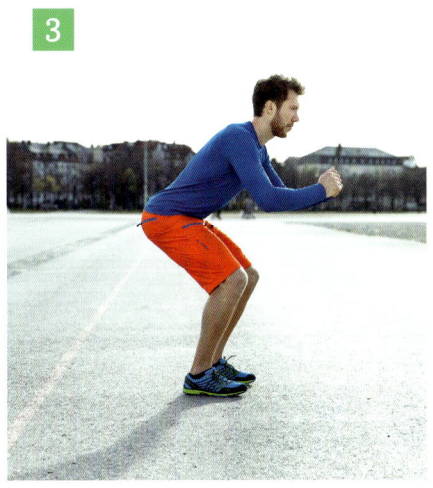

73 Wippen

4

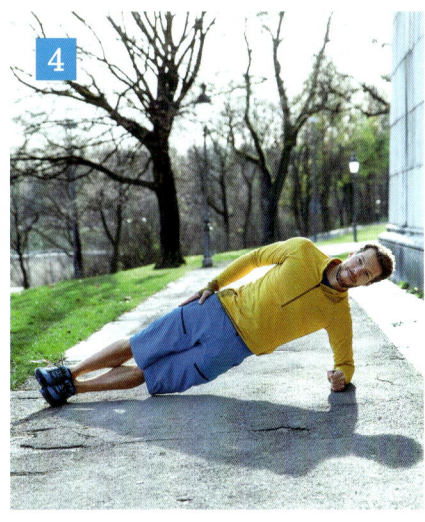

53 Seitstütz

Functional Fitness für alle

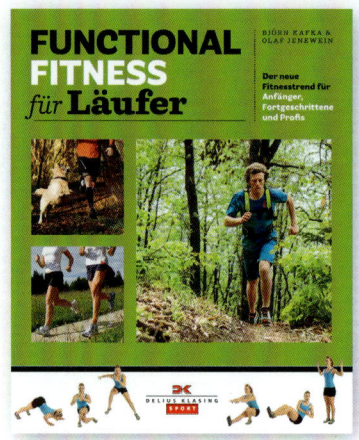

Björn Kafka / Olaf Jenewein
Functional Fitness für Läufer
Der neue Fitnesstrend für Anfänger,
Fortgeschrittene und Profis

ISBN 978-3-7688-3584-8

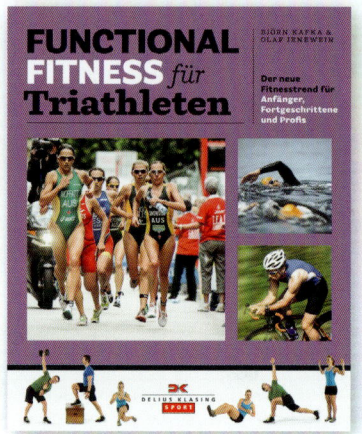

Björn Kafka / Olaf Jenewein
Functional Fitness für Triathleten
Der neue Fitnesstrend für Anfänger,
Fortgeschrittene und Profis

ISBN 978-3-7688-3889-4

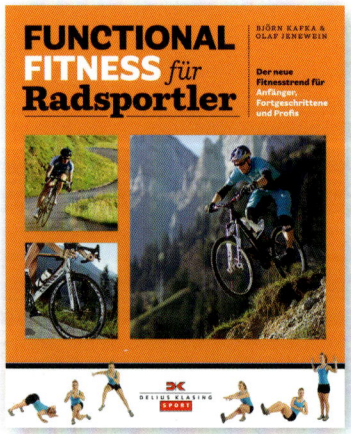

Björn Kafka
Functional Fitness für Radsportler
Der neue Fitnesstrend für Anfänger,
Fortgeschrittene und Profis

ISBN 978-3-7688-3585-5

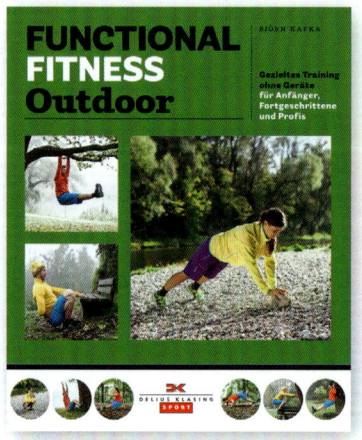

Björn Kafka
Functional Fitness Outdoor
Gezieltes Training ohne Geräte für
Anfänger, Fortgeschrittene und Profis

ISBN 978-3-667-10146-4

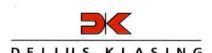
DELIUS KLASING

Im Handel oder unter www.delius-klasing.de